死の淵で闘う人々

奇跡の延命、
生還者たち

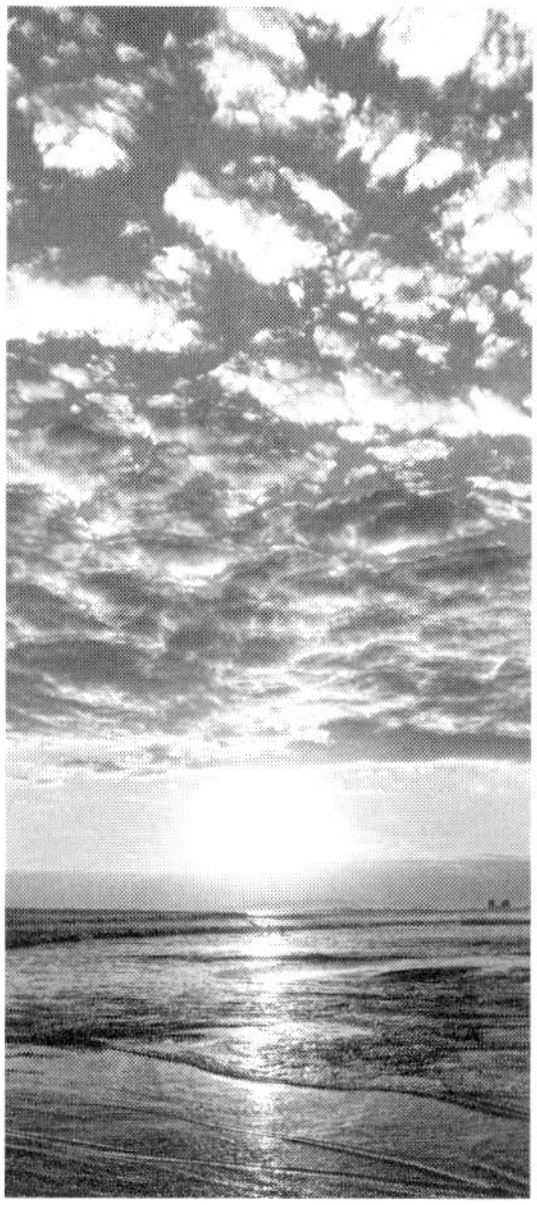

大鐘稔彦

金原出版株式会社

本書で紹介している患者の氏名は一部を除き、実名ではなく仮名に変更しています。

はじめに

平成十一（一九九九）年、当地の公立診療所に着任して早四半世紀が経った。それまで三十年間は外科医として年平均二百件、延べ六千件の手術に携わってきた。その間のいきさつは、末尾に記した幾冊かの著作に書いてきた。折あらば繙《ひもと》いて頂けたら幸いである。

五十五歳でメスを置くと意を決した時、余生は医療過疎地で診療したいと思い、北は北海道の旭川から南は故徳田虎雄氏が開拓した離島にまで足を伸ばして落ち着く先を求めたが、何の因果か、その真ん中の淡路島に根を下ろすことになった。

診療所は無床で、外来通院できる患者さんだけが対象である。大きな手術を要しない疾病はほとんどが外来通院で治せる。プライマリケア（一次医療）医の醍醐味はそこにある。

しかし、残念ながらこの四半世紀の間に入院手術を余儀なくされた病者も幾たりかいた。大半は癌患者である。毎年十人程度だから今日まで二百数十名を数える。

私が医者になった頃は、癌患者は十人中六、七人までが助からなかった。それも早々に死の転帰を辿ったが、今日では逆に、五年以内に亡くなる人は十人中三、四人に減少している。医学の進歩のお陰である。有効な抗癌剤が開発され、時に劇的な効果をもたらしている。

『患者よ、がんと闘うな』なるセンセーショナルなタイトルの著書で医療界のみならず一般社会にも激震をもたらした故近藤誠氏は、「癌になったら何もしないのがよい。手術や抗癌剤はかえって命を縮めるばかり」と喝破し、少なからぬ人々が彼の〝がんもどき理論〟に心酔し、手術や抗癌剤による治療を拒否したが、元より極論で、手術や抗癌剤によって命を縮める人は十人中一人か、精々二人であろう。

無論、抗癌剤で生き永らえた人も、楽な闘病生活を送れることは稀である。その副作用が余りに強く、ＱＯＬ（Quality of Life 命というよりは生活の質）を著しく損なうようであれば中止した方がよい。本書で紹介する患者さんの幾たりかはそうしている。しかし、何人かの人はこれに耐え、信じ難い成果を生んでいる。中には奇跡としか言い様のない事例も。

どのような治療法を選ぶかは、あくまで患者本人の意思による。医者は持てる限りの知識と経験を示してアドバイスを提供するのみである。

そんな患者さんとのやりとりを披瀝することで、闘病中の方々に何らかの光明を見出して頂ければと念じて止まない。

目次

はじめに 3

第一章 強運（悪運？）はどこまで 7

第二章 最愛の妻を救った選択肢 27

第三章 色白の男前に？ それは貧血の所為だよ 39

第四章 抗癌剤、ちょっと待った！ 55

第五章 奥の手があった！ 81

第六章 抗癌剤はもう厭と拒否したものの 105

第七章 奇跡を生んだ抗癌剤 125

おわりに 154

医療関係の主な著書 158

第一章

強運（悪運？）はどこまで

高校の同期生だという加藤久雄君から一度会いたいと声がかかったのは今から七、八年も前だったろうか。

「同期生だという」と曖昧な表現を使ったのは、高校三年間、一度も彼とは顔を合わせていなかったからである。それもそのはず、私は名古屋市内の本校、彼は市外の春日井市にある分校の生徒だったからだ。

本校は普通科十クラスと美術科一クラスが、分校は普通科三クラスだけあった。私の認識では入学試験で本校合格者の最低点に及ばなかった者が分校に回されるというもので、事実、中学三年の私のクラスでは本校合格者が男子四名、女子三名いたが、一人だけ分校に回されたのだ。クラスでは二番手につけていた生徒で私とは親しくしていたから、発表の日、本校合格者の中に彼の名を見出せず、何かしら視線を感じてはてなと振り向いた目に、少し離れた所で放心したようなうつろな目でこちらを見ている彼に気付き、その心情が思いやられて胸を痛めたものだ。

しかし、加藤君の話では、分校に入った生徒は必ずしも本校合格者の最低点に及ばなかった者ばかりではなく、居住地の関係で始めから分校を志望した者もいて、僕もその一人だった、分校に入った者の中では僕はトップの成績で、行こうと思えば本校にも行けたのだが、家庭の事情もあって越境入学は断念したそうな。

彼は慶應大学に進み、法学を学び、そのまま大学に居続けて教授にまで昇りつめたそうだから、母校旭丘高校卒業生の中でも立身出世を遂げた数少ないエリートの一人と言えるだろう。

彼と落ち合ったのは、品川のプリンスホテルのロビーでであった。一瞥、想像していた風姿とはおよそ異なっていたので驚いた。何よりも、加藤君のヘアスタイルに違和感を覚えた。後に分不相応な芥川賞を取って心ある文人達の眉をひそめさせたお笑い芸人又吉直樹のそれに似ていたからである。大学人ではあまり見かけないヘアスタイルだったから瞬時目を疑ったのだ。

加藤君も目を合わせるや（おや？）というような目つきをした。少なくともそんなわけで意気投合には程遠かったから、食事を終えたらさっさと別れ、以後はどちらからも再会を申し出ることはない、正に一期一会で終わると思っていた。

ところが、食事を終えると加藤君は尚も私を引き止め、僕が仕事場にしているマンションの一室に案内したいと言った。気は進まなかったが、厭とは言えず、誘いに乗った。一つには、彼がある人物のことを話題に供し、私もその人物を知っていて興味以上に驚きを覚えたからである。

その人物とは、高校の同期生平松礼二君で、彼は一クラスだけあった美術科の生徒だった。美術科と普通科の生徒が交わることは滅多になかったのに私が彼を知っていたのは、画家を志す人間には珍しく、彼は私が入部した柔道部に入ってきたからである。

真面目な生徒ではなかった。後日、何故気まぐれみたいに時々しか練習に来なかったのか問い質したところ、乱取りで相手の柔道着の襟を強くつかむので、絵筆を持つ指先が震えてうまく絵が描けないから連日の稽古は控えたのだ、と答えてくれた。

それにしても彼は強かった。特に寝技に冴えを見せ、私と変わらぬ体型なのに簡単に相手を押さえ込んだ。高校三年間で二段を取りインターハイにも出たというから相当なものだ。じっとキャンバスに向かう画業を志す人間が体育系とはと意外の感を拭い得なかったものだ。

精々将来は中学か高校の美術の教師になるのかなと思っていたが、どうしてどうして、彼は日本画家として名を成し、日本で最も発行部数の多い月刊誌の表紙絵も数年に亘って描いたんだよと加藤君。その表紙絵を集めた画集も見せたいから是非もう暫く付き合って欲しい、と。

その仕事場は世田谷の自宅から程近いというマンションの一隅にあった。どんな間取りであったかは忘れてしまったが、狭い空間だった記憶がある。

彼は刑法学者で死刑廃止論者だと言った。私はどちらかと言えば賛成論者で凶悪犯罪防止に死刑は必要悪だろうと考えていたから肯定はできず、さりとて否定もしないまま彼の持論を適当に聞き流していた。

平松君の画集も見せられて、見覚えのある絵が幾つかあった。定期ではない、気まぐれにその月刊誌を購読していたからである。でもまさか表紙絵が我が高校の同期生の手になるものとは露知らなかった。

彼は日本とフランス半々ずつの生活をしていてね、フランスでも注目されているらしいよ、僕もドイツによく行くことがあるから何となく気心通じて、手紙や電話でちょくちょくやり取りしているんだよ、と加藤君はひとしきり異色の同期生のことを誇らし気に語ってから、君の活躍の如何は彼にも話してある、今度は君と会ったことも話しておくよ、と言った。

加藤君はどうやら私の小説『孤高のメス』が映画化されたことで私のことを知ったらしい。高校の同期生とは思いも寄らなかったのだろう。

彼の話は延々と続いた。さては、おのろけ気味に細君の話まで持ち出した。女房は徳洲会の総帥徳田虎雄の阪大医学部の同級生で三歳年上、精神科医だから僕の心のケアをしてくれるんで助かっている、実は僕は八年前に大病を患って死線をさ迷ったが、その時も女房の適切なアドバイスで気力を奮い立たせることが出来てね等々。

その大病とは胆管癌で、発見された時には末期状態、大血管の近傍に大きなリンパ節転移があって、主病巣は取り切れてもそのリンパ節は取れないからさてどうしたものかと主治医の島津医師は悩んだという。挙句の結論は、まずはリンパ節に放射線をあて、その結果次第で手術を考えようということに落ち着いたとか。

この選択は的を射て、放射線によってリンパ節は退縮、さればと手術に踏み切り、胆嚢、胆管を含めた肝臓の一部を切除、術後は大過なく経過し今日に至っているとのこと。

加藤君は私のことも島津医師に話したそうで、『孤高のメス』は知っている、あなたの高校の同期生ということなら是非お会いしたいと言っていたよ、とも。

思わぬ進展に驚きながら、加藤君とはこの分じゃ一期一会に終わらないな、と思った。

果せるかな、それから間もなく、平松君から手紙を添えた画集が送られてきた。加藤君の仕事場で見せられた月刊誌の表紙絵を集めたものだ。私も返礼を兼ねて自分の著作を送った。そうして折に触れてのやりとりが交わされるようになったが、加藤君からも、再会を期したいので上京の折は是非ご連絡を乞うといった電話が入るようになった。

その機は程なく訪れた。かつて大宮の民間病院の責を担っていた頃取材を受けた日本テレビのディレクター高田和男さんが、フリーとなって、ライフワークと目した医療問題を主なテーマに掲げ、自分の名を冠した高田塾なる勉強会を開いた。隔月に開いているその会の講師として呼ばれ、六年程前のある春の一日上京したのだ。それと知った加藤君は、自分のみか手術を受けた島津医師まで誘ってその会に顔を出してくれた。

島津医師とは、初対面の加藤君とは裏腹に意気投合するものを覚えた。柔らかな物腰、些かも気負ったところのない、耳に快く響く話し振り、加藤君のみならず、患者に安心感、信頼感を覚えさせる人だと思った。

癌の術後で懸念されるのは言うまでもなく再発だ。患者や家族に予後のことを話す時、私は陸上の三段跳びになぞらえて、術後一年がホップ、三年がステップ、五年でジャンプ、そこまで来ればもう再発の心配はないから赤飯を炊いてよい、と説明することにしている。自分の経験では、五年を待たず、三年無事過ぎればまず再発の懸念はないから一安心してよい、とも。

加藤君の話題になって、五年どころかもう八年近く経っているそうだから完治ですね、先生は素晴らしいオペ（手術）をなさいましたね、と言うと、いやいや、友人の放射線科医のお陰ですよ、僕は手術どころじゃないと言ったんだが、友人は、一か八かで転移リンパ節に放射線を当ててみよう、と言ってくれ、見事、消滅させてくれたんですからね、それも含めて加藤さんは強運の持ち土です、それと、決して諦めない前向きの性格も幸いしていますね、と返し、少しも自分の手柄にしない。見上げた人だと感服、敬服した。

ところが、それから二年程して、どうも最近胃の具合が悪くて島津先生に診てもらったら、潰瘍が出来ている、質《たち》が悪そうだから手術した方がいいと言われてね、と加藤君から電話が入った。どうしたものだろうと。

私はすぐさま島津医師に電話をかけた。穏やかな口調ながら、返ってきた言葉は重く深刻だった。加藤さんの胃癌は最も質の悪いタイプのスキルス癌で完全には取り切れないが、スキルス癌に効く抗癌剤もないから、手術に踏み切ろうと思う、と。

日本語では「硬癌」と訳されるスキルス癌は胃の粘膜下を板状に這って胃壁全体を侵す厄介なもので、他のタイプの胃癌のように内視鏡で簡単に見出せるものではなく、往々にして発見が遅れる。漸《ようや》く診断がついた時には手遅れで手術も不可能な状況になっている。

このタイプの胃癌は遺伝性が強く、親子、兄弟で罹ることがある。

医者になって四、五年目、母校の関連病院である田舎の病院に勤めていた頃、十九歳と二十一歳の兄弟に相次いでこれが発見された。当時は胃カメラが大病院で漸く試みられている程度で、胃の検査はバリウムによる胃透視が主であった。

最初にスキルス癌が発見されたのは弟の方で、食欲不振でみるみる体重が落ちてきたので、心配した父親がベッド数八百を誇る日赤病院に遠路息子を連れて行った。バリウムによる胃透視を受けたが問題ないと言われ、安心して帰宅したが、その後も食欲は戻らず体重は落ち込むばかり、見かねた父親が今で言うセカンドオピニオンを求める形で私の赴任先の病院を訪ねてきた。二ヵ月程前に胃透視を受けていたが、診察した上司の外科部長は胃透視を指示、現像成ったフィルムをじっと見据えていたが、これはおかしい、潰瘍も癌を思わせる所見もないが、胃が全体に小さくなっていて、普通は胃特有の蠕動《ぜんどう》で伸び縮みしてよいはずが、それが見られない、これはスキルス癌だろう、と言った。無駄だとは思うが、一か八かで開腹してみる他ない、と。

開けて見て唖然とした。部長の直感通り、蒲鉾の板状に硬化して縮まった胃壁、るいるいと腫れたリンパ節が視野に捉えられた。手の付け様がなかった。本人には悪い所は取ったとムンテラ（説明）したが、家人にはありのままを告げた。

不思議なもので、ムンテラが効いたのか、患者は食欲も出て、表情も明るくなった。だが、ほんのいっときだった。二週間後には食欲も失せ、冴えない表情に戻った。以後は憔悴の一途を辿り、三ヵ月も経たぬ間に亡くなった。

自分も弟と似たような症状で胃の辺りがおかしいと故人の兄が訴えて来たのはそれから数ヵ月後だった。

胃透視のフィルムを見て息を呑んだ。弟とうり二つの胃が映し出されていた。開けても無駄と部長は言ったが、諦めきれない家人は、弟よりは少しはましかも知れないから手術をお願いしますと言った。

部長は渋々承諾したが、いちるの望みも空しく、弟と同じ試験開腹に終わり、その後の転帰も故人と寸分変わらなかった。


加藤君の胃癌をスキルス癌と断定しながら手術の適応はあるのかと、この兄弟のエピソードを伝えて私は島津医師に尋ねたが、胃全体がやられてはいない、上部に健常と見られる部分があるので何とか切除はできると思うが、もとより根治は期待できず姑息的な手術になりますが、と島津医師は言葉尻を濁した。

加藤君にはもとより本当のことは言えない。島津先生を信じて手術を受けるよう勧めた。

程なく手術は敢行された。胃の四分の三を切除、残胃と十二指腸をつなぐビルロートⅠ法という方式で終えたとのこと。残胃の断端に癌は無いが、十二指腸の断端には癌が残ったきらいがあります、それでも何とか癒合《ゆごう》してくれればいいと思っていますが、と島津医師は手術の状況を伝えてくれた。断端に癌が残っている限りそこから癌は増大し、遠からず出口を塞いでくるだろう。物が物だけに半年やそこらでその日は来るだろうと危惧された。

だが、術後一年、加藤君からその間折に触れて電話がかかったが、時折食べ過ぎたなと思った時胃液が戻ってくるくらいで格別の愁訴はなく過ぎている、論文も書いてまだまだ現役のつもりでいる、あなたも現役で次々と本を出しているから負けられない、などといつもながらの饒舌を弄した。

彼には子供がない。その代わり猫を飼っていて、これを溺愛していた。ところが、ある日この猫が逐電し、それっ切り戻ってこない。加藤君は暇さえあればあちこち捜し回り、〝尋ね人〟ならぬ〝尋ね猫〟のビラまで作って配りまくったが、遂に現れずじまいで、ペットロス症候群に陥ったそうな。胃の手術を受ける前の話である。

癌はやはり曲者であった。十二指腸断端に残った癌は、じわじわと胃との吻合《ふんごう》部を締めつけつつあった。口の中で溶けるような物は食べられるが、固形物はつかえ、下へ降りて行かない気がする、と加藤君は訴えだした。

同様の訴えは、私の患者でも経験がある。癌はもはやどうすることもできないから、内視鏡下に狭くなった所にステントを通して多少でも拡張させる方法があり、暫くはそれで凌げる。どうしたものかと聞かれたから、そういう手だてを島津先生にしてもらうよう答え、すぐさま島津医師にも電話を入れた。予測通り、残った癌が締めつけを起こしてきています、と返った。先生が仰るようにステントを通して急場を凌ごうと思いますが、一方で、抗癌剤、例のオプジーボを試してみようかと思いますが、と続けた。

オプジーボは母校京大の二年先輩本庶佑氏が開発したもので、当初は皮膚癌のメラノーマに著効を示すとして注目されたが、その後適応範囲が広がり、肺癌や、他の抗癌剤で効かなくなった癌にも試みられるようになっている。私の患者で胃癌に使ったという例は聞かないが、ダメージの少ない免疫療法だから、駄目でもともと、効けば儲け物だ。

加藤さんは強運の持ち主で性格も前向き、法学者でインテリ中のインテリだがこと医学に関しては素人の域を出ず病識に欠ける、事の重大さがいまひとつ分かっておらず楽観的なところがあるからそれもプラス要素でしょう、と島津医師。当初の胆管癌のいきさつを聞いて加藤君の延命は奇跡的と思われたから、島津先生は強運と言ったが私に言わせればあなたは悪運が強いからねと冗談めかし、「だからオプジーボに賭けてみたら」と返した。その実、内心では（もう一年が限界だな）と思った。

ところが意外も意外、一年を経ても加藤君は元気でいた。集大成の執筆にも取り組んでいる、と。

島津医師も、想定外の結果で、オプジーボが効いているようです、と言う。

年を越せないだろうと思っていたが、令和三年も無事に明けた。

加藤君が不調を訴えだしたのは夏が過ぎた頃からである。食事は出来ているが、胃よりもう少し奥でつかえるような気がする、あれやこれやで二千五百キロカロリーは摂るようにしているが段々痩せてきて、七十キロあったのが六十キロになっている、もう少し栄養が摂れる手だてはないものだろうか、あなたが以前に提案してくれたバイパス術で何とかなるならそれを受けたいが、と。

「以前の提案」とは、ステントも効き目がなく残胃と十二指腸の吻合部がいよいよ狭くなって食べた物が通り難くなったら残胃と小腸をつないでバイパス（迂回路）を作ることだ。残胃は小さいが、バイパスを作るくらいのゆとりはあるだろうし、手術もさほど難しいものではない。

私のこの提案を加藤君は主治医にも伝えていて、できるものならやって欲しいと訴えていたようだ。

島津医師に相談する。バイパス術は私も考えないではないですが、と前置きして、十二指腸断端は狭くなっているが以前とさ程変わっていない、それより、もっと下方、十二指腸から空腸（小腸の上半分）に移行するあたりで通りが悪くなっているようで、内部のものでなく壁外から圧迫されている、つまり、転移性リンパ節か腫瘤《しゅりゅう》が生じている模様なのです、近日中にＰＥＴで確認する予定で、そのＣＤをお送りしますから先生の御意見も聞かせて下さい、と、いつもの穏やかな口調ながら深刻な状況を伝えてくれた。

二週間程してＰＥＴの画像の入ったＣＤが送られてきた。電話で聞いた通りの所見が見られた。追い打ちをかけるように加藤君からも同じものが送られてきた。

この間に状況は悪化しており、下半身が象の脚のようにむくみ出したのに上半身は骨と皮ばかりになった、栄養が足りないのだと思う、何とかいい方法はないだろうかと、相変わらずの訴えと共に、ＰＥＴのＣＤを見て是非意見を聞かせて欲しいと。

宇宙食のようなものがあればいいね、と私はお茶を濁す他なかった。

思えば秋以来、何度彼は電話を寄越しただろう。食事の内容、体重の如何、次善の策はないものか、等々、話題はいつも同じことの繰り返しで長話になる。歯の浮くような慰めはしたくないが、「おっ、声にはまだ張りがあるよ」とか「島津先生も言っていたが、あなたは強運の持主だからまだまだ大丈夫」とか返すのがやっとだったが、師走も半ばを過ぎた頃の電話では、「もうこれが最後になるかもしれないけど……」と、漸く悟ってくれたような言葉を吐いたので、内心ほっと安堵するものを覚えた。

実際、多分その通りになるだろう、下手をすると年を越せないかも知れないと思ったから、年明け早々にスマートフォンの「アメイジング・グレイス」のメロディーが流れ、画面に加藤君の名前が浮かび出ているのを見た時はびっくりした。ひょっとしたらかけてきたのは本人でなく、奥さんで、夫の逝去を伝えてきたのではないかと思った。

だが、声の主は紛れもない当人だった。「これが最後になるかも……」と言ったのは奇麗さっぱり忘れたかのように、何とまた同じ繰り言だ。奥さんも傍らにいるのだろう、女性の声も聞こえる。

加藤君の生への執念には驚くばかりだ。私から何か秘策を引き出せないものかとの一念で電話をかけてくるのだが、残念ながら神ならぬ身、それはもう無い。

一週間後、主治医の島津医師から電話が入った。加藤さん、亡くなられました、と。相次いで奥さんからも電話が入った。加藤君より三歳年長だから八十二、三歳のはずだが、若々しいしっかりした声だ。内助の功はもとより、精神科医として夫の心のケアをしてこられた気概を感じさせる口吻《こうふん》だった。

胆管癌は近年増えている。ここ数年の間に知人、友人数名がこの宿痾《しゅくあ》で亡くなっている。それも、発見されて半年かそこらで鬼籍に入っており、加藤君のように長く延命した人はいない。

第一には良い医師に巡り合ったこと、第二には、彼の前向きな姿勢、第三には精神的に支えてくれた奥さんの内助の功の賜物であろう。

第二章

最愛の妻を救った選択肢

岡さんという一面識もない人から唐突な便りが届いたのは今から五年前だ。東京都府中市の方だ。

深刻な相談だった。六十代前半の妻に大腸癌が発見された、主治医に即手術をと言われ私も同意したが、妻が頑として言うことを聞かないので困っている、とのこと。

奥さんが手術を受けない理由は、近藤誠氏の本を読んでその信奉者になってしまったからだという。

元慶應大学医学部放射線科講師の近藤さんは、『患者よ、がんと闘うな』なるセンセーショナルなタイトルの本を著して以来、次々と癌治療に携わる医者の批判本を書き、外科医はすぐに手術を、内科医は抗癌剤を勧めるが、進行癌には無意味、いずれ再発するし、手術の侵襲や失敗、抗癌剤の副作用で徒《いたず》らに苦しむだけ、お勧めは痛くも痒くもなく、通院で済む放射線治療くらいだ、などと、我田引水もいいところの極論を吐き続けた。岡夫人は、そうした近藤理論に洗脳されてしまったらしい。

夫たる岡さんが私に相談して来られたのは、近藤説に異を唱える私の著作『そのガン、放置しますか？　近藤教に惑わされて、君、死に急ぐなかれ』をたまたま手に取り、この著者なら何とか妻を翻意させる助言を与えてくれるのではないだろうか、と期待されたからだ。

進行癌は根治できない、早晩再発する、などということはない、手術や抗癌剤で完治した人は、私の乏しい経験でも何人かおり、その好例をピックアップして先の本に書いた。

近藤説を信奉して胃癌を放置、自然の経過に任せた医者のことを近藤さんは書いている。二年半も延命し、ほとんど苦しみはなかった、と。私に言わせれば、まだ中年で、癌もさ程大きくはない、手術をすれば、たったの二年半どころか、永久治癒を得て天寿を全うできただろうに、あたら近藤教にかぶれてしまったばかりに命を縮めてしまったとしか思われない。

奥さんに言ってやって下さい、と私は岡さんに言った。放っておけばこの医者のように精々二、三年の命ですよ、いや、大腸は胃袋と違って細い管腔臓器だから、癌を放っておけば一年そこそこで内腔を占拠して腸閉塞を起こしてきます、ひどい場合はその手前で破裂を起こして便が腹腔に飛び散り、腹膜炎を起こして緊急手術を受けなければならなくなります、しかも、その時点では周囲のリンパ節や主に肝臓などに転移して手遅れ状態という事態にもなりかねません、一刻も早く手術した方がいい、大腸の手術は胃の手術などに比べてはるかに簡単で、近藤さんの言うような後腐れもほとんどありません等々。

何よりもまず私の本を読んでもらって下さい、それでもうんと言わないようなら、改めてお電話ください、とつけ加えた。

岡さんから手紙が来たのは、それから一ヵ月近く経った頃だった。

「先生の本を読んで、家内は漸く手術を受けることを決意してくれました。○月×日に癌を発見してくれた病院に入院することになりました。手術の結果についてはまた改めてご報告します」

朗報だ。私の書いたものが役立ったのだ。著者冥利に尽きることこの上ない。

程なく岡さんは手術結果を報告してくれた。癌は奇麗に取り切れた、リンパ節にも転移はなさそうだから、抗癌剤による追加治療も当面行わないで様子を見ると主治医に言われた由。

退院後奥さんは数ヵ月に一度外来に通院、岡さんは律儀にその都度手紙を送って来られた。

一年も経たない頃、岡さんと会う機会があった。前章で書いた、元日本テレビのディレクター高田和男氏が主宰する講演会に赴いた時のことだ。御上京の機会があれば是非一度お会いしたいと言われていたので、講演会の式次第を送ったところ、当日、会場に足を運んでくれたのだ。

岡さんが来ていることは、講演を終えた段階で初めて知った。講演前には司会者との打ち合わせなどで参会してくれた人たちと言葉を交わす時間はなかったからである。

加藤久雄君や在京の友人数名が来てくれていることは一段高い講演席から見て取れたが、一度も会ったことがないから岡さんが来てくれているかどうかは分からなかった。

講演を終えて友人の元へ馳せかけたところ、すっとそばへ寄ってきた人物が、「岡です」と名乗った。一瞥その美丈夫振りに瞠目した。上背に勝り、がっしりした体格を包むスーツの姿が、ロマンスグレイの豊かな髪と相俟って、いかにも清々しい俳優顔負けの端正な風貌を際立たせていた。

奥さんの経過はすこぶる順調で、思い切って手術を受けてよかったと言っている旨、その後の手紙に書いて寄越された。

通院は三ヵ月から半年に一度でよいとなって丸三年が無事経過した頃、ついでがありましてと言って岡さんは夫人を伴って淡路島の診療所に訪ねて来られた。夫人は小柄でほっそりした人だった。

「奥さんが今元気でおられるのはご主人のお陰ですよ」

社交辞令ではない、夫人と会うことがあったら真っ先に言おうとしていたことを私は口にした。

「だ、そうだよ。よーく耳に留めておいてね」

岡さんが夫人を振り返って言った。

「はい……」

ほとんど聞き取れないような小さな声と共に、夫人ははにかんだ微笑を見せてこれも小さく頷いた。

この時点ではまだ一抹の不安を岡さんも当の夫人も覚えていただろう。私が三段飛びにたとえて、術後一年はホップ、三年はステップ、五年でジャンプして着地、つまり完治とみなして赤飯を炊いていいですよ、と言ったことがお二人の頭の片隅にはあっただろうから。

しかし、その五年も無事に過ぎた。岡さんから手紙が来た。喜びのそれかと思いきや、「お陰様で家内は術後五年を経過、再発の微なく元気でおりますが、今度は私が肺癌にかかってしまい、藁にも縋る思いでご相談に及ぶ次第です」

と、意外な内容に驚いた。

肺は左右二つあるが、右肺の上部に径一・五センチ大の腫瘤影《しゅりゅうえい》が見出され、まず九分九厘原発性肺癌と思われるから精密検査を要すると言われた由。自覚症状は特にこれと言って何もないからどうしたものかと思いまして、と。

癌と紛らわしい腫瘤影もある。古い炎症の名残りなどが影となって残り、検診などでひっかかる。たいていは岡さんのように小さなものだ。肺癌は大きさ二センチ以内なら早期癌とみなされ、そんなに慌てることはない。いずれにしても鑑別診断のため、少々辛い検査だが気管支鏡などの精密検査は受けた方がよいと勧めた。

数日後、葉書が来た。気管支鏡を受けたが、病巣部の手前にノウ胞のようなものがあって邪魔をしており、病巣の一部なりつまみ取ることが出来なかった、しかし、一分は慢性炎症性疾患と思われるがＣＴの所見からはやはりまず九分通り癌が疑われるから切除した方がよいと言われた、と。

気管支鏡の直後には痰が出るはず、その痰を調べる手立てがある、癌ならそこに癌細胞が見出されて診断がつくことがある、肺癌には非小細胞癌（扁平上皮癌、腺癌、大細胞癌）と小細胞癌があるが、喀痰《かくたん》の細胞だけでもそのいずれかが分かる、と、私の患者の例を挙げて説明した。

岡さんはまたすぐに葉書を寄越し、喀痰の検査はしていないと言われた由伝えてきた。

肺癌を疑いながら最もシンプルで患者の負担のない細胞診を施行していないとは！

主治医のアプローチの方法に疑問を抱いた私は、セカンドオピニオンを求めた方がいいのではと思った。

そう思わせた理由は他にもある。隣人で先頃人工透析を受けるに至った七十三歳の男性が、八年前に左肺の上部に一センチ大の腫瘤影を見出され、九分九厘肺癌だと言われた。初診の大阪の大学病院の内科医は手術適応とみなして外科に回した。ところが糖尿の合併症があった所為《せい》か、今はまだやらない方がいい、内科でフォローするよう外科医は言った。以後、半年に一度内科で診てもらっているが、大きさに変わりはなく、自覚症状も無いまま経過、縁あってこちらに転居、医療センターでフォローを続けているが、同センターの医者もこれは癌に相違ないが腎機能が悪いから手術は見合わせたまま今日に至っている由。

八年もの間大きさが全く変わらないような癌などあり得ない、炎症の名残りでしょうと私は言っている。

この人のことを岡さんに話し、是非セカンドオピニオンを求めるよう勧めたところ、そういう方もおられるなら考え直してみますと、即返事が返った。

その後暫く音沙汰がなかったのでどうしたのかと打診したところ、胸痛を覚えて心臓の精査も受けていた、その結果が今朝出まして問題ないと言われました、と明るい声が返った。でもそんな次第でセカンドオピニオンは受けずじまいでおります、大分時間のロスをしてしまったのでもうこちらで手術を受けようと思っております、と。

医者はもとよりだが、岡さんも白黒をつけないと気が済まない性格なのだろう。私が主治医でも、はた患者でも、もう少し様子を見させてもらうだろうが、第三者の考えを押し付ける訳にはいかない。切られ損になるが、それでもいいと、岡さんは腹を括ったようだ。

手術の結果はやはり癌でした、と、それから間もなく報告して来られたが、術後二週間も経っているから退院して自宅から電話をかけてこられたと思ったら、今まだ病院です、と言う。気胸を併発してしまって長引いていています、でももう一週間ほどで退院できそうです、といつもよりはやや歯切れの悪い口吻だ。

岡さんの場合、肺の極一部を切除するだけだから気胸などの合併症はまず起こらないのだが。

しかし、抗癌剤も必要ないと言われた程度の肺癌だから、後腐れなく退院できるだろう。

昨秋、元気でいる旨の葉書を下さって安堵した。

第三章

色白の男前に？それは貧血の所為だよ

来馬《くるま》大吉さんは隣の町、ひと頃瓦で隆盛を極めた津井の人だ。この地域には、私が住む丸山地区の「中尾」程ではないが、「来馬」姓の人がかなりいるようだ。いるようだと濁したのは、当院に来る患者で「来馬」姓の人は稀少だが、かつて校医を務めていた中学校でこの姓の学童がちらほらいたし、これもかつて〝町ぐるみ検診〟の一端〝乳癌検診〟に津井や更にその隣町の開業医と共に役場の公民館に赴いた折、津井に住む「来馬」姓の被検者が散見されたからである。

尤も、津井地区で断然多いのは「福原」姓で、地元出身で親の後を継いでいる歯科医と医師も「福原」姓、二人は従兄弟の関係にあるという。

平成二十年八月、先月に受けた「町ぐるみ検診」で高血圧を指摘されたので、と言って大吉さんは来られた。当時既に七十代半ばだったが、一見、元気そのものだ。降圧剤を一種類だけ出す。

喜寿になって近くのスーパーの横に設けられている卓球場に通い出した、十人程同好者がいるが皆年が似たり寄ったりで、〝温泉ピンポン〟の域を出ませんわ、と自嘲気味に笑いながら、でも楽しいと言う。何処からか私も卓球を嗜《たしな》んでいることを聞きつけたらしく、来院して相対するや「卓球やってはりますか？」で始まる。

自分がミスして横や後ろに逃がした球はその都度一つ一つ拾いに行く、しんどいが運動になると思って、と言うから感心した。私は七、八年前、息子のような若い男とシングルをしていて、相手の強烈なスマッシュを横っ飛びに打ち返そうとして転倒、立ち上がろうとしたが、起き上がれず、右足首の異変に気付いた。アキレス腱の断裂を起こしたのだ。

診療所は代役がきかないから、入院を要する手術は避けてギプスに留めてもらい松葉杖での歩行となったが、ギプスの束縛感は尋常ならず、悶え苦しんだ。

これに懲りて、半年後に卓球を再開したが無理なボールは追わず打っちゃることにし、拾いにも行かなかった。ボールは幾らでも予備があるからだ。

床に転がっているボールは、普通は手の空いた者が棒の先に網袋のついた道具ですっすっと拾い上げて台の傍らの籠に入れるから雑作ないのだが、大吉さんはそれを潔しとせず手で一個一個腰を屈めて拾い上げるというのだ。楽な作業ではない。腰に負担もかかる。しかし、足腰の鍛錬になることは確かだ。そうした努力の甲斐もあってか、八十歳を過ぎてもしゃんと背筋は伸び、真っ直な立ち姿で外来に現れた。

卓球ばかりではない、毎朝食前に一時間近く歩いているとも言った。お陰で御飯がおいしいと。釣りも趣味の一つだ。

八十三歳で運転免許を更新したが、その直後から目がかすむようになり、眼科で白内障と言われ、手術を受けた。そのため卓球は三ヵ月程中断していたが、目が良く見えるようになって再開したと言う。だが、それから三ヵ月後、仲間も少なくなり、足の動きも鈍くなったのでそろそろ引き際とわきまえ、ラケットを置いた。

元気そのものだった大吉さんが、声には依然として張りがあるものの、空腹になると胃が痛むと訴えて来院したのは令和元年の十月末、八十六歳の誕生日を過ぎて一ヵ月後だった。前夜に日本酒二合とあてに鯵の刺身を食べたと言う。

この種の訴えで考えなければならないのはアニサキス症だ。アニサキスは寄生虫の一種で、サバやアジ、イワシ、イカなどに潜んでいるから、これを生で食べると生きている幼虫が胃や、稀に小腸の粘膜に食いつき痛みをもたらす。径一ミリ長さ三センチ程の虫だ。バリウムによる透視ではまず分からないし、疑われたとしてもこれをつまみ出さないことには痛みから解放されないから胃カメラが必須となる。

　尤もアニサキスより日常茶飯なのは急性胃炎や胃、十二指腸潰瘍だから、取り敢えずはそちらの薬を三日分処方した。アニサキスならばこの手の薬では治らない。

　三日後再来した大吉さんは、ムシムシとした痛みは取れたと言う。アニサキスは否定できた。自発痛は取れたが鳩尾《みぞおち》を圧すると軽度ながら顔をしかめる。潰瘍の疑いは否定できない。念のため朝食を抜いてきてくれるよう言ってあったから、確定診断のため胃カメラを勧める。呑み込めるかなあ、ワシはおじみそだからと言うから、いや、ウチでは鼻から細いチューブを挿入する経鼻内視鏡を行っているから大丈夫と説得する。〝おじみそ〟とはこちらへ来てから初めて耳にした言葉で、気が弱い、意気地なし、臆病の意味らしい。

ためらってはいたが何とか承諾してくれた。鼻腔から難なく入った。食道から胃の上、中部は何ともない。更に下方、十二指腸に向かってチューブを進めたところで（アッ！）と息を呑んだ。十二指腸の入口幽門の手前がざっくりえぐられている。巨大な胃潰瘍だ。念の為三ヵ所を生検鉗子《せいけんかんし》でつまみ取り病理診断に回したが、まず潰瘍だろうと楽観視していた。

ところが、数日後、検査センターから返ってきた報告書を見て驚いた。つまんだ三個の標本材料のうち二個に癌細胞が見られるというのだ。

ありのままを話し、この場所なら手術し易い、胃を全部取る必要はなく上の方三分の一は残せるから外科に紹介するよ、と言って、洲本の淡路医療センターに紹介状を書いた。

同センターからはすぐに、手術適応とみなされますがＣＴ検査などを行い治療方針を決めたいと思います、と返事が来た。

数日後、再び情報提供書が送られてきて、ＣＴの結果、肝臓に転移巣が多数見出されたので、手術は見合わせ、抗癌剤治療を始めることで患者さんもご家族も承諾されました、と。

この回答に私は少し疑問を覚えた。胃癌に奏効する抗癌剤は精々ＴＳ１くらいだが、これで完治は期待できないし、神経障害などの副作用もある。効かなければ癌は増大して胃の出口を塞いでくる。その時点で胃を取るのでは遅きに失するから、精々小腸と胃の健常部をつないでバイパス（迂回路）を作るのが関の山だろう。

私が現役の外科医時代は、まず元凶である胃癌を切り取って、落ち着いたところでじっくり肝臓の転移巣に対処したものだ。肝臓癌に対しては種々のアプローチ法がある。数個に留まっているなら切除するか、エタノールを注入したりレーザーで焼く。大吉さんのように小さなものが多数見られる場合はＴＡＥ（動脈塞栓術）という手だてがある。抗癌剤を点滴や内服薬で投与すると全身に回って正常細胞までダメージを与えるから全身倦怠感、食欲不振、嘔気嘔吐、脱毛、手足のしびれ等由々しき副作用をもたらし、それで患者は疲弊《ひへい》し参ってしまう。一度で凝りて拒絶反応を起こし、こんな治療を続けるくらいなら死んだ方がましと思い詰め、本当に自死を遂げてしまう人もいる。

『患者よ、がんと闘うな』でセンセーションを巻き起こした故近藤誠氏は、進行癌はどうせ助からないんだから手術や抗癌剤は無駄、かえってそれの合併症で苦しんだ挙句命を縮めることになりかねないから何もやらないに限ると喝破したが、一理はある。しかし、そうした極論を鵜呑みにしたばかりに、完治あるいは多年延命できたものをあたら命を縮めた癌患者は幾多もあろうし、危うく縮めかけた人もある。前章で紹介した岡さんの妻がその好例だ。

とまれ、紹介先の医者にあれこれ言うのも差し出がましい。大吉さんがもう少し若かったら、胃癌を取り去るのが先決だと思うからセカンドオピニオンを求めた方がいい、心当たりの外科医がいるから紹介するよ、と言っただろう。

〝心当たりの外科医〟とは、徳島大学（以下徳大）の島田光生教授だ。その前任の田代征記教授にもこちらへ来てから厄介な患者を引き受けてもらった。当地に着任した早々、肺癌を本人の希望により開発されて間もない抗癌剤でものの見事に克服した数年後、今度は肝臓に径十センチもの癌が見つかった患者がいた。齢既に八十歳ながら背筋もピンと立ってかくしゃくとしていたから、いける、とみなしたのだろう。私はTAEを提唱したが、田代さんは単発の癌だからと切除に踏み切られた。肝臓は左右両葉あり、右が主で全体の五分の三を占めるが、その右葉をほとんど取り切った。患者は手術に耐え、それから二年後に亡くなった。

島田教授もその流れを汲む肝胆道系外科の泰斗《たいと》だ。私が終の住処を置く土地の隣人で西成さんと言う七十歳の大学教師がいるが、この人は島田教授によって命を救われた。五年前に大腸癌を発症、徳大で手術を受けた三年後に肝臓転移を発見された。転移巣は二十個でそのうちの一つは大血管の近傍にあり手術不能、余命数ヵ月と宣告された。それと聞いて妻は愕然としたが、当の本人はさしたる自覚症状もないため、これで終わりと言うことはない、何とか手だてがあるのではないか、と思い、やれる限りのことをやって下さいと島田教授に訴えた。

それなら、大血管の近傍のリンパ節を目がけて放射線を当ててみましょう。それで縮小を見るようだったら手術も考えましょうと言われた由。

先の加藤久雄君と似た状況だ。核医学（放射線治療医学）の発展も近年著しい。ピンポイント照射で的を絞って放射線を当てる技術が有能な放射線科医によって為されるようになった。患部だけの照射だから他臓器、まして全身状態には被害を及ぼさない。

放射線のピンポイント照射によって西成さんのリンパ節も縮小、島田教授は手術に踏み切った。

ＣＴ等の画像診断機器の開発進展も近年著しく、カラーで三次元立体像が撮れるようになっている。血管や胆管が複雑に入り乱れる肝臓の構造もあらゆる方向から撮影して手に取るように分かるようになった。島田教授はそれを駆使して二十個の転移巣の位置を、先の大血管近傍のそれを含めて見定め、すべて取り切った。出血量は牛乳瓶二本程度、輸血も要しなかったという。

西成さんは職場に復帰、私を含めた地域の同好者と共に隔日に卓球を楽しむまでになっている。

大吉さんは結局抗癌剤だけの治療に留まった。根治はもとより、癌の縮小も望めないだろう、半年も経たないうちに出口が塞がり物が通らなくなるだろうと危惧された。

ところが、予想に反し、その後も毎日元気な姿を見せ、「阿呆なことばっかし言うてな」と、紋切り型の台詞を残して帰って行く。

そうして年が明け、危惧した半年が過ぎ春たけなわの候になったが、大吉さんは相変わらず元気な姿を見せた。抗癌剤の副作用としては足のしびれ程度、それも歩行に差し支える程ではないと言う。その後胃カメラで検査を受けた様子もないので医療センターの主治医に打診、抗癌剤の効果を知りたいから是非カメラをしてくれるよう、そちらが忙しくて無理ならばこちらでさせてもらうと書いたところ、その年の師走になって漸くカメラをしてくれた。結果は、癌は小さくなっているがまだ残っているので抗癌剤治療を続けたい、との返事。内服プラス週一度の点滴注入の方針だという。

大吉さんはそれも素直に受けたが、その年も明けた令和三年の春、治療はもういい、向後は自然の流れに任せたい、医療センターの主治医にもその旨言ってきました、気まま言うてすんませんと破顔一笑。心配なのは痛みで苦しむことになることだけど、と言うので、それは心配ない、痛みを抑える手立ては幾らでもあるからと答え、彼の最終選択に同意した。発見から一年半、大吉さんは間もなく八十八歳、小学校の同級生は誰もいなくなったそうだ。

幸い奥さんが元気でいてくれる。抗癌剤の治療中は、食欲はまあまああるものの味がもうひとつと訴えていたが、中止してからは味覚も戻って食欲はいよいよ良好だという。毎朝六時に起き、三十分から四十分歩いていると。発見時にてっきり潰瘍と思って処方した薬が奏効しムシムシした痛みが取れたのでずっと続けたいと、そればかりは服用している。

コロナのワクチンも受け大過なく過ぎ、秋、十月も下旬にさしかかった。抗癌剤を打ち切ってほぼ半年、発見から丸二年が経った頃、血液検査でヘモグロビンが八・〇（正常域は十三〜十五）とかなりの貧血が認められたが、肝臓や腎臓の機能に異常はなく、何よりも、心臓の機能が抜群で、この人が元気なのは頑健な心臓が大きく与かっていると思わせた。

　さすがに残っている癌はどうなっているのか知りたくなった。医療センターへ行くことはもうないから、一度当院で胃カメラをさせて欲しいと言うと、二つ返事で承諾してくれた。

　ほぼ一年前に医療センターで施行された時の所見と見比べると、癌は増大しているが出口を塞ぐほどではない。

　だが、それから二ヵ月半後、令和四年に入って間もなく、大吉さんはいつになく青白い顔で現れ、朝歩くと息切れがする、と訴えた。「色白のいい男になってしもうて……」

　といつものジョーク。

　目の結膜も真っ白だ。直ちに血液検査をする。果せるかな、ヘモグロビンが四・〇と一年ちょっと前の半分に減っている。健常な大人の三分の一だ。息切れは著明な貧血の所為だ。それでも軽トラを自分で運転してきたと言うから驚く。

危ない、危ない。

（色白になったのは貧血の所為だよ、大吉さん）と私は独白。

医療センターの元主治医に連絡し、かくかくしかじかなので輸血をお願いしたいが、と依頼した、快く引き受けてくれた。

一回四百ccの輸血では大して貧血は改善されない。それでも大吉さんは、気分が良くなった、医療センターへは息子に連れて行ってもらったが今日は自分で運転してきたと言ってにこやかに報告してくれた。

貧血は癌の末期症状である〝悪液質《あくえきしつ》〟の特徴だ。もぐら叩きだが、二度、三度と輸血をすることになるだろう。それでもいっとき元気を取り戻せるならやる意味はある。もういい、やれるだけやってもらいました、と言う日までは。

大吉さんが当院に顔を見せたのは五月二十八日が最後だった。息子さんに伴われてきた。トイレまで歩くのも困難になった。運転はもはや不能、どうしたものでしょう、との相談だった。洲本の医療センターへ輸血に通うのももはや難儀だろうとみなしたから、卓球を楽しんでいたスーパーに近い病院へ紹介することにした。

再々経過を知らせてくれた。何度かの輸血でヘモグロビンは八・〇にまで上昇したが、七月頃から食事も受けつけなくなり、増大した癌による通過障害とみなされた。痛みも訴え出したのでモルヒネによる疼痛緩和を行っている由。

徐々に生体反応が低下、十一月二十一日、家族に見守られ静かに永眠されたと連絡があった。享年89。

胃癌発見以来丁度丸三年、充分に生きたと言うべきだろう。

第四章

抗癌剤、ちょっと待った！

ゴルフのラウンドの前半を終え、休憩に入ってセルフサービス用の食堂に入り、持参の弁当を開いた時だった。

「この一ヵ月、まるで食欲がない。大好物だった肉も食べたくないんです。体重も五キロ落ちました」

ゴルフのみか卓球仲間でもある岳さんがいつになく冴えない顔で話しかけた。

岳さんはその時点で七十五歳、私より四歳年下だ。私はメカに弱いアナログ人間だが、彼は違う。スマホの様々な機能をこなし、時に我々を小人にしてとんがり帽子などをかぶせダンスをさせたりしている映像を作り笑わせてくれる。ギターを巧みに熟《こな》し、ジャズを原語（英語）で歌うこともやってのける。冗舌で喋りだしたらなかなか止まらない、理屈っぽいのが玉に瑕だが、そのほかは文句のつけ様がないナイスガイである。

卓球は週に二回、火曜と木曜の夜、南あわじの松帆小学校の体育館を借りて行っている。洲本市に編入された五色町でガソリンスタンドを経営していたが数年前に店をたたみ、以後はアルバイト程度の仕事で生計を立てている。ゴルフはだから月に精々二回程度に留めている、それ以上行くと女房の機嫌が悪くなるからと、恐妻家の一面も時にのぞかせる。

体調不良を訴える暫く前、卓球場で休憩の折、彼はよく最近物故した友人たちのことを話題にした。テニス仲間で病人風情はまるでなかったのに、ある時から忽然と姿を見せなくなったと思ったら、癌、それも手遅れの進行癌が見つかって入院したと知った、かと思うと、数ヵ月もせぬうちに訃報が届き、びっくり仰天、僕も七十代半ば、明日は我が身だと自戒させられています云々。

その岳さんが他人事ならず本当に自らの不調を訴えたから驚いた。食欲が無いと言いながら、奥さん手作りのサンドイッチを、何とかこれくらいなら食べれますと、ほんの一切れ、二切れながら口にしていたし、ゴルフもいつもながら百を切るスコアで健在振りを示したからまだしもと思ったが、一ヵ月で五キロの体重減、大好物の肉を全く食べたくなくなったとの告白はやはり由々しきものに思われた。胃カメラをした方がいいねと私は言い、同行のTさんも、別れ際、是非一刻も早く受けるように、家内も心配してましたよと念を押した。Tさんの妻は岳さんと高校の同級生で、卓球も先述の松帆小学校で共にしている気の置けない仲間だ。

「じゃ、明日、お願いできますか？」

さすがに思い当たるものがあるのだろう、岳さんは即決した。

今夜は九時以降水以外飲み食いしないで明朝九時に診療所へ来るよう言って別れた。

快活でスポーツマン、ゴルフ、卓球、テニスの他にマラソンレースにも参加する強靭な肉体の持主だからまさかだが、（十中八九、癌だ！）と予感した。

癌は非情な新生物、宿主にとって呪うべき異物だ。甲状腺や前立腺の癌は何年も音無しの構えを続けてくれるが、消化器系の進行癌は異変をもたらすのが早い。

まず覚える愁訴は食欲の減退だ。酒を飲みたくなくなり、肉を食べたくなくなる。

岳さんは酒は飲まない。一口飲むだけで気分が悪くなるという。アルコールを分解する酵素が先天的に欠落している人に見られる現象で、付き合いだからと我慢しているうちにいつしか飲めるようになる類ではない。

一方、肉は大好きで、週に一度は食べていたのが、この一ヵ月は全く食べたくなくなった、見るのも厭になったというから尋常ではない。

私の所では数年前から経鼻内視鏡を行っている。従来の口から挿入するカメラはチューブが太く、たとえ喉を麻酔してもえずいて苦しがる人が結構いる。それに懲りて二度と受けたくない、バリウムを飲む方がましだと言う人も少なくない。しかし、バリウムによる胃透視では、たとえ異変が発見されても結局はカメラによる確定診断が必須となり二度手間となる。のみか、透視は放射線を浴びるデメリットもあり、近年では避けられつつある。殊に、胃癌の原因がヘリコバクター・ピロリ菌による萎縮性胃炎が原因とみなされてからは、まずはピロリ菌の有無を調べることが先決とされ、一般の検診でもこれが推奨されて透視は二の次となった。ピロリ菌の有無は血液検査で分かるからである。陽性と出たらカメラによる精査が求められる。組織の一部をつまみ取る〝生検〟と、萎縮性病変の有無を見るために。

経鼻内視鏡は鼻から挿入するために従来の内視鏡より格段に細い。えずくこともまずないから被検者の苦痛は少ない。尤も、鼻腔に何かが出来ていたり変形して狭窄《きょうさく》がある場合には挿入できない。その場合は口から入れることになるがチューブが細く柔らかいから従来のものよりは楽である。

岳さんは楽に鼻腔から食道に挿入できた。後は空気を送り込みながら胃へ進めるだけである。

口と胃の間にある食道は約二十五センチ、単なる通路で食物の消化作用はないが、ここにも癌が生じる。細い管だけに厄介である。完全に内腔を塞がなくても、癌が生ずれば患者は胸の辺りで食物が通り難い感じを覚える。食道の上方に癌が出来れば喉元でつかえ感を覚え、時に痛みさえ伴う。

ある七十代前半の男性がこの〝つかえ感〟を訴えて近在の開業医を受診した。五十代の医者だったが口中だけ見て〝扁桃炎〟の所為だろうと診断した。扁桃炎ならば扁桃は赤く腫れ、時に白い膿苔《のうたい》が付着し、当然ながら高熱を発するが、そうした所見は無かったようだ。それでも患者は出された抗生剤を素直に受け取って服用した。しかし一向に症状は収まらないということで、当院を受診したことのある家人に勧められてセカンドオピニオンを求めてきた。

扁桃炎と言われたということで私もまず喉を診た。果せるかな、扁桃は何ともない。

〝果せるかな〟というのは、患者の愁訴を聞いた時、すかさず（これは食道癌だ！）と閃いたからである。

すぐ様X線室に入ってもらい、バリウムを一口二口飲んでもらった。のどの奥喉頭に近い上部の食道が数センチに亘って細くなっている。紛れもない食道癌だ。

中下部の食道癌は切り取って胃を上方に吊り上げ、健常な残存食道とつなぐことができる。しかし、この患者さんのように食道の最上部を占める癌はまず切除できない。切除はできても、胃管とつなぐ食道がないからだ。

ではどうしたらよいか？　手術が出来ないとなれば抗癌剤が次善の策と考える

医者がいるが、私はそうは考えない。第一に、食道癌に有効な抗癌剤は皆無に近いこと、第二に、それでも抗癌剤を投与すれば、近藤誠医師ではないがその副作用でかえって患者を苦しめることになり勝ちだからである。

癌は一昔前は〝告知〟することがタブーとされてきた。生存率が近現代に比較して格段に悪く、〝死に至る病〟と恐れられ、告知は絶望、ひいては悲観の余り自死に追いやりかねないと危惧されたからだ。

しかし、人間はそんなに弱くはない。ローソクの灯ほどの明かりしかなくても、それが点り続ける限り、まだ生きたい、何とかしたいとあがくのが性《さが》である。

告知をタブーとしている限り、患者との真摯な付き合いは出来ないとの信念から、私は母校のしがらみから逃れ、関東に出て一民間病院の責を担った頃から癌は癌と告知するようになった。同じ地に十年前に建てられたがんセンターでは依然として告知はタブーとされていた。

見つけ次第告知した訳ではない。患者とのコミュニケーションがしっかり取れた頃を見計らって事に及んだから、八年間で二百二十件の癌を発見したが、告知し得たのは一割に留まった。しかし、誰一人自死を図った者はいない。癌と告知されて自死に及ぶ者は、確かに皆無ではないだろう。私の直接の患者ではないが、その身内から相談を受けて間接的に関わった癌患者二名が自死に及んだ。いずれも六十歳前後で食道癌の男性である。

告知そのものが自死につながったのではない。告知は受け入れたが、始まった抗癌剤治療の副作用の激烈さに苦しみ、こんな治療を続けなければならないなら死んだ方がましと自死に及んだのである。

食道癌に対する治療を抗癌剤から始めたこと自体が間違っており、医療過誤と言われても仕方のないケースであった。手術か、放射線治療を優先すべきだったのだ。

私は外科医だったから食道癌は見つけ次第手術に踏み切ったが、稀に、十センチ長あり難物とみなしたものには放射線治療を優先し、癌の縮小を見た段階で手術を行った。抗癌剤を最優先したことは一度もないし、抗癌剤そのものを術後に使ったこともない。

然り、治療の順序を誤ると患者を死に至らしめるのである。

岳さんの食道に異常はなくまずは安堵したが、カメラを胃に進めたところで愕然とした。異様な腫瘍、紛れもない癌が発見されたのだ。

癌も胃の上部に出来るものは質《たち》が悪い。下部、十二指腸に近い幽門部に生じるものは、出口を塞ぐから食べた物が胃内に滞り、腹満感と食欲不振をもたらすが、大抵は境界のはっきりしたドーナツ状のもので、余程大きくても癌の質そのものは悪くない〝ボールマンⅡ型〟に留まっていることが多い。しかも下部にあるから、胃の部分切除に留めることが出来る。現に、診療所の隣の調剤薬局の薬剤師はこのタイプの癌で、内視鏡を胃に挿入した途端激しい嘔吐発作を起こし私の白衣にも食物残渣《ざんさ》と胃液の混じったコールタール状の吐物が飛び散ったものだ、癌は幽門をほとんど塞ぎかかっており、径十センチにも及ぶ代物だった。しかし、胃は三分の一を残すことが出来た。昨秋、めでたく術後五年を無事に経過、元気で勤務している。

食道に近い胃の上部を占める岳さんの癌は、残念ながら境界のはっきりしない〝ボールマンⅢ型〟で、手術は可能だが胃は残せない全摘術になる。

しかし、同時に行ったエコー検査で肝臓や他臓器に転移はないから根治も期待できると思われた。

本人には正直に話した。洲本市の五色に住んでいるから市内の県立淡路医療センターが至便だが、私は徳大病院を勧めた。消化器外科のボス島田光生教授が十年来の知己であることもあったが、万が一岳さんの胃癌が肝臓に転移などしたら、その方面の泰斗である彼にお願いしたいと思ったからだ。前任の田代征記教授も肝胆道系の国手であった。

余談ながら田代先生とは不思議な因縁で、私が当地へ来て十年程経った頃、唐突に先生から電話がかかった。自分が会頭に指名された中国四国外科学会を地元の徳島で開催することになった、ついてはそこで特別講演をしてくれないか、と。近くにいながらメスを置いてからは外科学会とは疎遠を極めていたから田代先生とは一度もお目にかかったことがない。ましてやもう現役の外科医ではない、一介の田舎医者に過ぎない私に白羽の矢を立てて来られたのは何故かと訝り、実際、そんな疑問を返した。すると思いがけない返事が返った。

「先生のコミック『メスよ輝け!!』を読んだウチの医局員が、あのコミックの主人公当麻鉄彦は教授がモデルじゃないですか、て言うんですよ。何故って聞くと、当麻鉄彦は教授の故郷熊本の小国町北里村の出身になっているからです、と言ってその本を差し出して見せたんです。驚きました。で、是非その点も講演のどこかでご披露して頂きたくお願いに上がった次第です」

こちらも驚いた。偶然の一致としか言いようがない。主人公を北里村の出身としたのは、まず九州男児にしたかったこと、主人公の兄が北里柴三郎に憧れて医者を志しながら村の医者の不実な対応で中学生の身で死んでしまった、鉄彦は兄の無念さを晴らそうと自ら医者に、それも、村の医者が手術の技量があれば兄を救えたのに陸に診察もせずおまけに誤診で見過ごして死に追いやったことを思い、兄の志した細菌学者ではなく自分は外科医になろうと決意した、といった筋立てにしたかったからである。

そういう訳で先生をモデルにした訳ではないが、現実に先生のような国手（実際田代先生は国内のみならず国外でも評価を得ており、外国の出版社から英語版の手術書も出されている）が北里村から出ていると知って、あながち主人公は架空の人物ではないぞ、日本のどこかに存在する人物だぞと胸を張って言えます云々、との返書を認《したた》めた。

この思いがけないエピソードがきっかけでその後田代先生とは折に触れ手紙を交わす間柄になった。先生は程なく定年退職されたが、最後の講義でも〝メスよ輝け!!　外科医・当麻鉄彦〟にからむ私との因縁を引き合いに出され、当麻鉄彦の画像入りの講義録を送って来られた。

田代先生の後を継いだ島田光生教授は九州大学の助教授から教授選に名乗り出て見事後釜の地位を得られた人で、その技量はどんなものかは分からなかったが、既述したように、私が終の住処を置く地の隣人で奇跡的な生還を遂げた人がおり、その主治医で執刀医が島田教授と知って（この人は本物だ！）と認識させられた。

手術はひとまず成功した。島田教授からは「良い手術が出来ました」と、部下の主治医の返書に一筆自筆で添え書きをしてこられた。

しかし、主治医が書いている手術所見に私は多少心がかげるのを覚えた。胃癌は境界が定かでないボールマンⅢ型、ひょっとしたらⅣ型のスキルス癌の疑いもあり、周囲のリンパ節は腫大して明らかに転移を思わせるものが少なくなかった、よってステージは四段階の三で、術後の抗癌剤は必至とみなされる云々の記述に。

岳さんは十日後一応無事退院した。病院で出された食事（粥食）はほとんど摂れない状態で、帰宅しても同様、体重は術前の五十七キロから十キロも落ちた。しかし、血液データに問題はないとのことで、退院後一ヵ月程して抗癌剤治療が始まった。

同じ頃主治医から二度目の診療情報提供書が送られてきた。一読、かげるどころか、暗澹《あんたん》たる気持ちになった。郭清《かくせい》したリンパ節の中に一個、リンパ節ではない、恐らく腹膜由来の組織があってそこにも歴然たる癌が見出された、と言うことは腹腔に目に見えない微小な癌が散っていることを示唆するからステージはⅢではなくⅣで、早晩、早ければ半年か、遅くとも一年以内に癌性腹膜炎に進展する恐れがある、つまりは末期に至り、〝疼痛緩和治療〟の対象になることが危惧される云々。

まさか本人に左様なショッキングな状況は伝えてないだろうが、妻君にはそっと告げてあるかも知れない。奥さんは私も何度か会ってよく知っている。カメラの時も、その結果を告げる時も付き添ってきていた。

近い将来末期状態になると言われたら細君としては身の縮む思いで、その後の日々は〝針の筵《むしろ》〟に座らされている心境で送らねばならない。

リンパ節に紛れていた腹膜由来の癌組織は一個だけだ。他にも見逃したものがあるか否か、つまり、手術によって癌は取り切れたか否かを知る指標がある。腫瘍マーカーだ。胃や大腸、稀に肺の癌でも異常値を示すものにＣＥＡがあり、岳さんの術前のそれは二十三と正常域上限（五・〇）の四倍超を呈していた。これが正常域に戻っていれば根治術が出来たとみなしてよい。

主治医のY医師はまだ若い。私のことを著作を読んでよく知ってくれていると も聞いている。ここは先輩面をして多少差し出がましいことを言ってもいいだろう。

抗癌剤治療が始まってから、岳さんは覿面《てきめん》に体の不調を訴え出した。吐き気、嘔吐のみか、気分が落ち込み、何をする気力も湧かない、体重はどんどん落ち込み、退院時には五十キロを保っていたものの、二ヵ月で更に十キロ落ちて四十キロそこそこになってしまった、正に〝骨皮筋右衛門〟で情無くなる、と。

これは放ってはおけない。私の中学の同期生が、八十五歳になる夫がやはり胃の上部にできた癌で胃全摘術を受け、体重が十キロ落ちた、骨に皮膚が貼りついているだけの体になってみるも痛々しいが、二ヵ月後には好きだったゴルフに出掛けるようになっている、と書いて寄越した。岳さんとは雲泥の差だ。彼もテニス、卓球、ゴルフを嗜む、とても七十五歳とは思えない若々しさを誇っていた男だ。それがスポーツどころか、これも趣味の一つであるギターを弾く気力も出ない、ギターに合わせて唄うのが楽しみだったが、まるで声が続かないと訴える。事実、電話をかけると、ぼそぼそとしたかすれ声しか返らない。話しているうちに何とか聴き取れる声になってくるが、いかにもしんどそうだ。

かかる状況を主治医のY医師に話し、もう抗癌剤は辞めた方がいいと進言した。こちらで二ヵ月後のCEAを測ってみたが、二・五と正常域に戻っている、腹膜に広がっているなら絶対正常域には戻らないはず、ひとまず根治は得られたとみなしてよいのではないか、CEAがもし上昇してくるようなことがあったらその時点で抗癌剤を考えたらいいと思う云々。

「わかりました。大学では転移を認める癌には然るべき抗癌剤治療を行うというプロトコルがあって、僕もそれに則ったプログラムを開始したのですが、そういうことでしたら向後は先生に一任します、何か僕の方で出来ることがあったらまたご一報ください」

と答えてくれた。

「因みに彼の奥さんにはどのように説明してありますか？　まさか私に言ったよ

うに近い将来緩和医療になりますなどと言ってないですよね？」

「そこまでは言っていません。ただ、思ったより厳しい状況なので早目に抗癌剤治療をしましょうと話しましたが」

Y医師の返事に胸を撫でおろした。

抗癌剤を止めた岳さんは、「いやあ、気分が全然違います。気力が出てきました」と声が弾んだ。

「しかし、食事には苦労しています。食欲は出てきたんですが、二口三口入れると暫くして嘔気が始まり、戻してしまい、全部戻し切らないと次のものを受けつけないんです」

私がかつて胃の全摘術をした患者はおろか、身辺で聞く同病者でも彼のように頻繁に嘔吐を繰り返す例はなかった。私に一任されるまでは徳大病院で抗癌剤の点滴を受け、その間も嘔気、嘔吐を訴えていたから、抗癌剤の所為ばかりではない、ひょっとしたら食道と小腸をつないだ部分が狭くなっていやしないかと疑った。退院前に造影剤を飲んでもらって通りを見たが異常はなかった由、主治医の

Y医師は告げてくれた。

岳さんは前向きな人間だ。食べてすぐ吐いてしまうものと、そうでない、何とか治まるものをピックアップ、食べ方も種々工夫して四十キロにまで落ち込んだ体重を何とか維持しようと頑張っていた。

抗癌剤を打っている間はその気にもならなかった運動を、手始めに二千歩歩くことから始めている。

便通の悩みも深刻で、陸《ろく》すっぽ食べていないから便がかつてのように毎日出ないのは当たり前と思うが、四、五日して漸く便意を催したと思ったら固くていっかな出ない、指でほじくり出したり浣腸を試みたりで四苦八苦ですと訴える。抗癌剤の点滴を受けていた時は下痢が専《もっぱ》らだったから整腸剤と止痢剤を投与した。下痢は治まったが、今度は反対に便秘で悩んでいると訴えるので、止痢剤は早々に止め、整腸剤と消化酵素剤を処方したところ、ほぼ毎日便が出るようになって助かりました、と報告してくれた。

ラケットは握れないが、皆に会いたいからそのうち顔を出します、と言ったのは術後四ヵ月経ち、さしもの猛暑を極めた夏も終わり、秋の気配が立ち始めた頃だ。

それから一ヵ月後の十一月初め、ひょっこり岳さんは現れた。久し振りに見るその姿の変わり様に瞬時誰かと訝り見た者もいたが、とにかく姿を見せてくれたことで皆喜んだ。

誘われるまま、彼はラケットを握り、こちらは顔面のヘルペスで三ヵ月も休んでいて二週間前に漸く顔を見せるようになった仲間とラリーを始めたが、十分も経たぬ間に息切れしてダウン、体力の衰えを自ら痛感、周りの者にも思い知らせた。しかし、その後も懲りずに卓球場に現れ、十分でダウンしていたのが三十分持つようになっていた。

癌という宿痾との闘いが、これからどれだけ続くか知れない。友人たちが癌の末期には見る影もなく衰弱して苦悶の果てに死んで行った事例をこの一年彼はよく話題にし、自分がもし癌になったら徒に延命治療は受けたくない、潔い最期を迎えたい、と言っていたが……。

半年後には緩和治療になるかもと主治医は書いてきたがおよそそんな気配はなく、ＣＥＡ値も二・三で正常を保っている。驚いたことにテニスも始めたという。気力充分だ。

四十キロまで落ち込んだ体重も四十四キロになった、と。

しかし、気になるのは相変わらず嘔吐を繰り返すことだ。退院前の検査で吻合部の狭窄は認められなかった由だが、半年経っても嘔吐が納まらないのは幾ら何でもおかしい、一度透視をしてみましょうと、卓球場で会った時に勧めた。

手縫いではなく器械吻合を行った場合は、日が経つにつれ吻合部の狭窄が起こりがちだ。岳さんは、嘔吐するのは術後の合併症としてままある〝ダンピング症候群〟だと思っている。自分でネットで調べてこれではないかと思い至ったと言う。

〝ダンピング症候群〟とは、胃が無くなって食物が急速に小腸内に流れ込むことで腸管が拡張し、それに伴って消化管ホルモンが過剰に分泌され、発汗、動悸、めまい、倦怠感、脱力、腹痛などをもたらす症状に命名されたものだ。胃の全摘ではなく部分切除によっても起こる。

実際、以前勤めてくれた薬剤師が早期胃癌で胃の三分の二を切り取る手術を受けていたが、この人が時にこうした訴えを起こした。昼食を近くのインターで共に摂っていたが、今日は朝から胃の調子が悪い、ダンピングのようなので昼食は抜きます、と言って来たものだ。

岳さんはこの人と違って胃は全部切り取っているから口にしたものは食道から直接小腸に流れ込む。だからダンピングも起こり易いと言えばそうかもしれないが、どうも典型的なダンピング症状ではないような気がする。吐いてから一時間そこそこ経つとまた食欲が出て食べられると言う。自分は昔から大食い早食いの癖があっておいしいものは一気にがつがつ、よくかみもしないで呑み込んでしまうから、その所為かもと。

しかし、嘔吐を繰り返すのはどうもそればかりではなさそうだ。暫く間を置けばまたすっきりして食べられるということは、吻合部が狭いために一気に口に入れた物が食道に停滞し、それが腸に流れ切って食道が空になるまでにそれだけの時間を要するということではないか？　やはり調べてみる必要がある。

検査は造影剤を飲んでもらうだけの簡単なものだが、一般的なバリウムではなく、ガストログラフインという腸に負担のないものを用いて行った。

検査日は朝食を抜いて来てもらう。

これまでは心配顔の奥さんがついてきたが、その日岳さんは単身で来て、元気な顔を見せた。

ガストログラフインを一口二口飲んでもらうだけで診断はついた。紛れもなく吻合部が狭くなって造影剤が流れ切らず食道に停滞する。

すぐにその場で徳大のY医師に電話を入れ、かくかくしかじかなので〝バルーニング〟の適応と思われる、宜しく頼む、と伝えた。

バルーニングとは、先端にバルーン（風船）がついた管を挿入し、吻合部でこれを膨らませ広げる手立てだ。一度に強く膨らますと破裂する恐れがあるから、ゆっくりゆっくり、何度か行う必要がある。

Y医師はすぐに入院の手続きをしてくれた。

三月六日、岳さんは十ヵ月振りに徳大病院に入院し、待ち構えていたY医師に内視鏡で狭窄を確認され、一回目のバルーニングを施された。念の為同日に行ったCT検査で癌はどこにも見出されなかったとY医師は伝えてくれた。彼の懸念では疾うに緩和医療になっていたはずだが、その予測は見事外れたことになる。無論喜ばしい限りだが。

三月十七日、計三回のバルーニングを終えて岳さんは退院した。

数日後、どんな具合か尋ねると、まだ粥食にしているが嘔吐は一度もないと明るい声が返った。一週間もしたらまた卓球に行けそうです、とも。

もっと早く検査をしてあげればよかった、遅きに失したと慚愧《ざんき》に堪えないが、ともかく一件落着の思いである。

その後岳さんの自称〝ダンピング〟症状は皆無となり、食事もかみしめかみしめ摂るようになって、体重がゆっくりとながら増え始め、五十キロにまで達した。

卓球どころか、ゴルフ、テニスも炎天下でこなしている。令和六年十二月で丸二年半が過ぎた。ＣＥＡは一・三と正常を保っている。

第五章

奥の手があった！

三郎さんが車椅子に乗せられ、娘さんに付き添われて外来診察室に現れ、目を疑った。

姓は〝菅〟、この地域では〝中尾姓〟に並んで最も多い姓だ。糖尿病の持病があり、前任の医者に次いで私の患者になった。この種の患者には珍しく、小柄で痩身、およそ脂ぎったところはなく枯れた感じだったが、共産党員らしくなかなかの論客で、来院する度時の政府の批判を交えて一席ぶって行く。

三郎さんの第一印象は芳しくなかった。私が共産党嫌いなことも手伝っていた。加えて、私が医者であるから同じ穴の狢《むじな》とでも思ったのか、その年にして艶《えん》福家《ぷくか》であることを吹聴するのも聞くに堪えないものがあった。

しかし、三郎さんは持病をわきまえ、真面目に診療所に通った。糖尿病の患者は病識を欠く人が多い。治療の第一は食事と運動療法だが、肥満体の患者はとにかく食欲旺盛でカロリー制限をと言っても言うことを聞かない。それならややハード気味の運動でカロリーを消費し体重を落とすことだと運動療法、手近なところでは意識的に早く歩くこと、一日一万歩をノルマとすることと次善の策を勧めるが、やれ歩くことは苦手だとか、やれ膝が痛くて歩けないとか、何だかんだ屁理屈をこねて実行しようとしない。

私は単身赴任で来たから一番困ったのは食事の問題で、朝は何とかなるが、昼、夜の食事をどうするか悩んだ。都会なら大衆食堂やファミリーレストランがあって不自由しないが、人口の限られた農漁村地帯にそんな気の利いたものはない。民宿は幾つかあるが、一個人のために食事を賄ってくれる所などない。捜しあぐねた挙げ句漸く一軒、漁港の近くに小料理屋を見つけた。

すわとばかり暖簾をくぐると、太った男ともう一人は痩せぎすの男がビールを片手にぺちゃくちゃ喋っている。一人は地元の人間で三郎さんと同じ苗字だとおかみが教えてくれた。

「この人うちの亭主と同じで糖尿なんよ。でも病院へ行かないし、飲み食いもこの有様」

と、テーブルに並んだ魚介類や何本ものビール瓶を顎をしゃくって示す。

痩せぎすの男は後に潜りを生業としているやくざ崩れと知った。二人はいい加減アルコールが入っていてのべつまくなし喋っているが、痩せぎすの男の方が太った男に高圧的で喧嘩腰だ。

正直なところ、私はこの地へ来たことを後悔した。おかみが糖尿病持ちの太った男に「今度来た診療所の先生よ」と私を紹介すると、

「俺は診療所など行かないよ。どこも悪くないもん」

と言ってのける。こんな病識に欠けた連中ばかりなのか、この一帯は、という疑問が第一、二人は店の常連だとおかみから聞いて、他愛もないことを喋り合っているこんな酔っ払いと同席するのは御免だ、という思いが第二、であった。

しかし、潜りの男に一方的にけなされながらエヘラエヘラと笑って受け流していた菅君は数年後診療所に姿を見せた。足指の傷が化膿して一向に治らないと訴える。一本ではない、二、三本がそうなっていると。

化膿しているばかりではない、紫色になっている。血行障害で糖尿病が元凶だ。壊死になりかけている。炭のように黒ずんで来たら指を落とさざるを得ない。

血糖値はひどい値だ。指どころか、下手をすれば高血糖で命を落としかねない。脅しを混じえた私の話を、多少神妙な面持ちながら相変わらずエヘラエヘラと受け流し、「先生そんなにおどかさないでよ」と茶化している。

傷の手当と共にインスリン注射で血糖値を下げ、好い機会だから糖尿病の何たるかをとくと理解するため二、三週間入院したらどうかと勧めるが、

「入院!? それは勘弁してくださいよ」

と軽くいなされた。

「それなら、最低限血糖値を下げる薬を飲むこと」

と、きつく言い渡して薬を処方する。これは素直に持ち帰った。

性根を入れ代えたか、暫くは真面目に通って来て傷も治りかけたが、その頃からまたぷっつりと姿を見せなくなった。小料理屋のおかみがこれも酒好きの大を伴って診療所に通い出していたので菅君の消息を尋ねると、店に現れることもなくなったと言う。はてどうしたものかと案じていたが、月に一、二度マンモグラフィーのフィルムの読影に診療後赴いている車で二十分程の病院のロビーで、随

分痩せて一見別人かと思ったが、よくよく見ると紛れもない菅君を見かけ驚いた。

見れば松葉杖をついている。どうしたと声をかけると、足の指が腐ってしまって片方の足を足首から切断してしまった、手術は他の病院で受けたが、術後のリハビリにこちらを紹介されて通っている、と。

気の毒だが自業自得と言う他はない。

三郎さんは菅君のような不真面目な患者ではなく、節制をわきまえ、毎日一万歩をメドにウォーキングも心懸けているから血糖値は正常範囲内で落ち着いている。

異変が起きたのは平成二十六年の九月だった。三郎さんではなく、妻の敏子さんに。

数日前から食欲がない、しんどいと訴えて来た。七十九歳の時だ。民宿を切り盛りしてきた気丈な女性で、大した病歴はない。便秘勝ちでたまに緩下剤を求めて来るくらい。

小柄な三郎さんと似た者夫婦で上背は百五十センチもない、体重は四十キロそこそこ、痩せぎすである。

腹部を触診して（あっ⁉）と思った。鳩尾の下やや右方にカシッとした腫瘤を触れる。ピンポン玉大で、上下に動く。便秘勝ちということだから大腸癌を疑うが、胃下垂があれば胃の下方に生じたものかも知れない。大腸癌なら可動性のある横行結腸に出来た癌だ。

動くということは周囲の組織に食い入っていないことを示唆し、手術で切り取れる可能性が大だ。

胃カメラをすれば胃癌か否か一目瞭然だが、以前にカメラで辛い思いをしたので厭だと言う。止む無くエコーに留めるが横行結腸のガスが腫瘤によって圧排されている所見が得られたものの、これだけでは胃癌か横行結腸癌か分からない。横行結腸は胃の前にあって一部は胃と重なっているからだ。

いずれにしても癌であることは間違いないから淡路医療センターに紹介状を書

く。

二十年来の知己である外科の小山医師から次のような返書が届いた。

「CTを撮りましたところ、胃体部から幽門にかけて胃壁が肥厚、食物残渣の貯留が認められ、胃癌と判断します。胃小彎《しょうわん》から膵臓の背側、左腎門にかけての大動脈周囲に腫大したリンパ節があり、転移を疑います。ステージⅣの胃癌で化学療法の適応ですが通過障害もあり手術を先行すべきかどうか苦慮します」

次回の受診は一週間後の予定だが、脱水気味なのでその間貴院で点滴をお願いします、とも付記されていた。やはり胃カメラはしていない。胃内に食物残渣がたまっているからカメラを挿入しても十分に観察できないとみなしたからだろう。

翌々日、敏子さんは夫の三郎さんに付き添われて外来に現れた。敏子さんが点滴を受けている間に三郎さんがちょっと相談したいことがあると言って来た。

「相当な進行癌で余命一年と言われたが、本当にそうなのか、手術をすぐに出来ないものか、セカンドオピニオンを徳大病院ででも求めたいがどうだろう?」

主治医の小山医師が、胃内の残渣物が消えたところで、来週CTより詳しいPET検査をしてその上で方針を決めたい、と言ったことに三郎さんは納得がいかなかったようだ。

小山医師は誠実で謙虚な人で人望も厚い。

事実、そこを見込まれたのだろう、先輩医師をさし置いて数年後センター長に抜擢されている。肝臓癌や膵臓癌はいざ知らず、胃癌の患者は数知れず経験しているだろうから徳大にセカンドオピニオンを求めるには及ばない、任せたらどうかと三郎さんを説得した。私なら手術を先行し、体力が戻ったところで抗癌剤治療を考えるが、と言いたかったが、それはのどもと三寸で留めた。

PETの結果も小山医師は報告してくれた。「CTで見られた胃周囲のリンパ節にPETの集積は認められないが、転移を即否定するものではないので、まずTS1とCDDP（シスプラチン）による化学療法を行ってリンパ節の縮小が得られれば手術に持って行きたいと思っています」

抗癌剤治療を先行させることに私は賛成できなかったが、三郎さんは結局小山医師の方針に従うと決めたようだ。

年明けまで化学療法を受け、翌年の一月中旬に敏子さんは手術を受けた。胃の全摘と周囲のリンパ節郭清術だ。敏子さんは八十路に入っていたが、立派に耐えた。

その後の経過は折々三郎さんが伝えてくれた。リンパ節転移はやはり幾つか認められたので落ち着いたところで抗癌剤治療を再開したいと言われたこと、本人は元気でいるが時々〝ダンピング症候群〟とやらで摂食直後に戻してしまうことがある、その所為かどうか貧血と白血球減少があって抗癌剤を再開できないでいる、しかし、何とか食べられ、家事も出来ているのでやれやれだ、等々。

抗癌剤が再開されたのは、貧血と白血球減少が改善された一年後からだった。

毎年夏になると私は三郎さんと敏子さんの自宅である民宿近くの海へ勤務が引けた夕刻泳ぎに出るが、当番に当たっているのだろう、その海水浴場にしつらえられたトイレの掃除をしている敏子さんを時々見かけ、ああ元気でいるなと安堵したものだ。事実、月に一度外来に現れる三郎さんに「奥さんはどうかな?」と

尋ねると、

「お陰さまで元気にしてます。嬉しいわ」

と返ってきた。抗癌剤を術後すぐに再開していたら、副作用で食事もままならなかったろうから、貧血と白血球減少でそれが中止されたことは不幸中の幸いであった。それに、胃癌に有効な抗癌剤はほとんど無い。にも拘らず、岳さんの例で分かるように、そちらで参ってしまうことが多い。敏子さんに手術前に使われた二種類の抗癌剤のうちＴＳ１は比較的副作用が少なく、癌の進行を多少とも遅らせることは出来るが完治は望めない。

「阿呆なことばっかし言うてなあ」と言って笑わせた第三章の大吉さんの例で分かるように。

延命は得てもまともな日常生活を営めなくなる、いわゆるＱＯＬ（Quality of Life 生活の質）を損なってしまうようでは何のために生きているのか分からなくなる。昔はそうしたＱＯＬなどお構いなく抗癌剤を投与し続け、結局患者を廃人にしてしまう医者がいた。貧血や白血球減少があろうとお構いなしに競走馬さながら突っ走る医者が。

近年は良く説明（インフォーム）し、患者が納得（コンセント）した上で治療を進める〝患者主体の医療〟が叫ばれ始め、同じＱＯＬでも〝生命の質〟ではなく、〝生活の質〟が重視されるようになり、闇雲な癌治療をする医者はさすがに少なくなった。

敏子さんは術後二年目に腹腔内転移巣が増大し、腹水がたまり出し、いわゆる癌性腹膜炎の状態となって〝生命の質〟は衰えて行ったが、それまでの一年有余は〝生活の質〟を保つことが出来、まだしもであっただろう。癌発見後三年で不帰の人となった。

よく言われることだが、高齢の夫婦は妻より夫が先立つに如《し》かず、と。女性は食事から家事から身の回りのことが出来るが男は不得手でお手上げ状態になってしまうからだと。私の父も八十歳で七十四歳の妻に先立たれ、独居生活に入った。子供は私一人だから郷里名古屋の家を引き上げて埼玉は上尾の私の所へ来るよう促したが、半世紀妻と過ごした家を離れたくないと言っていっかな腰を上げない。そうして郷里に固執していたが、たまに父を訪ねてくれていた母の妹である叔母が、二年過ぎた頃、父の憔悴振りが著しい、食事もインスタントで済ませているようだ、と伝えて来た。

父自身そのことを自覚していたようだ。もういい加減こちらへ来たらどうかと言うと、やっと腰を上げてくれた。

元々痩せ型であったが一段と痩せ、足腰も衰えていた。気晴らしに東京でのコンサートに誘ったが、途中何度も躓き支えなければならなかった。

体重はややに回復したが、一年も経つ頃から言動がおかしくなった。ほんの一時間前に食事をしたのに、「ご飯まだですかな？」と台所をうろうろする。そのうち徘徊も始まった。私が手術中に、受け付けの事務員から、先生のお父さんらしき老人が路傍でしゃがみ込んでいるのを警察が発見、保護したとのことです、と電話が入ること二度三度。妻もその頃日中は仕事に出ており、子供たちも学校へ行っていて留守だから直接私に連絡してくるのだ。

その当時は、呆け、今で言う認知症の最たる徴候が、こうした、食べたことをすぐ忘れたり、家人の目を盗んで家を出、どこへともなく徘徊することだ。止むなく、外に出られぬよう門をしっかり施錠し、軟禁状態にした。

幸か、不幸か、父はその後一年程して八十四歳で亡くなった。心筋梗塞であっという間だった。

三郎さんが妻敏子さんに先立たれたのは八十七歳の時だ。私の父の享年をはるかに過ぎている。子供は娘二人だがいずれも島外にいて父親の面倒は見られない。どうするかと案じられたが、なに、賄いは自分でやれてますよ、と動じた風は見られなかった。体力をつけなければと、毎日一万歩近く歩いてもいると言う。

診療所にも三ヵ月に一度は真面目に通って来てくれ、糖尿病のチェック他定期の検査を受けてくれる。帰り際にはいつも「先生がお達者でいて下さって嬉しいわ」と一回り若い私を繁繁と見て行く。

この界隈の老人は比較的長命で、腰は曲がり、よちよち歩きながらグラウンドゴルフに興じている人が少なくないが、さすがに九十歳を超えていわゆる健康寿命を保っている人は五本の指で数えられる程しかいない。女性で最高齢のきよさんは俳句を趣味とし、なかなか軽妙洒脱な句を毎月新聞の文芸欄に見て感心させられていた。九十歳を過ぎてもきちんと通院して来て、私が句評を述べると出っ歯気味の歯を一杯に見せて喜んだものだが、九十八歳になった昨年に入ってばったり足が途絶えた。C型肝炎ウイルスのキャリアで肝機能が三ヵ月に　度の検査で常時正常域をやや超えているが他に異常はない。足腰が立たなくなり、気力が衰えて来たのだ。

　きよさんを西の横綱とすれば三郎さんは東の横綱だ。きよさんを凌駕して白寿まで健康寿命を全うするのではないかと思われた。後七年だ。

　ところが、まだ残暑厳しい令和四年の九月七日、二ヵ月前に元気な姿を見せ、糖尿病のチェックもし、次は三ヵ月後の十月が受診のはずの三郎さんが、車椅子に乗り娘さんに付き添われて現れたから驚いた。

聞けば八月下旬から体の左側が動きにくくなり、九月に入って数日後には全く歩けなくなったので救急車で洲本の医療センターに運んでもらったという。大阪から急遽駆けつけて父親の面倒を見ていた娘さんはてっきり脳卒中かと思ったらしい。それにしては意識も明瞭で言語障害も無い、はてなと思いながら検査結果を待っていたが、意外な病名を告げられた。小脳に腫瘍が出来ているという。脳の腫瘍は癌でも〝脳癌〟とは言わない。良性から悪性まで種々あるからだ。他臓器の腫瘍は良性なら放置しても良いが、脳腫瘍はそうはいかない。固い頭蓋骨で囲まれているから、外に向かって進展はできず、内側の柔らかい脳を圧迫し、何らかの神経症状をもたらすからだ。外傷で頭蓋骨の下に血腫が生じると脳を圧迫して脳卒中や脳腫瘍と同様の症状を来たすから即血腫を除いてやらないといけないのも類似の道理だ。

小脳は運動を司る器官で、知性とは無関係だから、車椅子に乗って来た三郎さんを見て一瞬脳卒中でも起こしたかと思ったが、顔つきに変化はなく、言語も明瞭で、「この足が思うようにならんのですわ」と、車椅子を支えに何とか立ち上がって半ば麻痺した右足を忌忌し気に床に打ちつけている三郎さんに一面安堵した。小脳腫瘍なら何とかなるだろう、と。

　医療センターにそのまま入院のはずが何故診療所に来たのかと尋ねると、手術かガンマナイフによる放射線治療だが、後者を選ぶならウチではできない、神戸の然るべき病院へ行ってもらわなければならない、よく考えて返事をして欲しいと言われ、一旦帰されたその翌々日の夜、無理に立とうとして転倒、左上腕を机の角にぶつけて皮膚がめくれてしまったので処置をお願いしたく来院した由。

　めくれた皮膚は何とかもとに戻せたが、更に二日後の時点では黒ずんで、半ば壊死状態だからいずれ脱落するかも知れない。やはり娘さんが車椅子を押して来たが、ガンマナイフを受けることに決めました、と報告してくれた。

　更に五日後、傷を見せに来てくれた。めくれた皮膚は何とかくっついている。前々日、神戸の病院を受診、近々入院できる見込みだと娘さん。

　次に三郎さんが姿を見せたのは一ヵ月半後の十月末だった。娘さんが付き添っているが、何と本人は自力で歩いて診察室に向かってくる。「お陰で歩けるようになりましたが、小脳の腫瘍は肺癌からの転移だと言われ、今度はそちらの治療をどうするかと言われまして……」

娘さんの言葉に（ええっ!?）と一驚、慌てて三郎さんのカルテを見直す。二年前に胸部写真を撮っている。それを引っ張り出して見るが、無論、何ら怪しい影はない。

「五十年、ヘビースモーカーだったから、その報いだと言われましたわ」

と三郎さん。意外に肝が座っている。

「肺癌は右、左、どちらの肺？」

娘さんに問い質す。肺は心臓を囲む形で左右にあり、右が上中下、左が上下二葉から成りたっている。

「左、と言われました。その所為か、三週間前から咳、痰が出るようになりました」

タバコを止めて二十数年だから、私が当地へ来た頃には吸っていなかったはずだ。吸っていたとしても、糖尿病に喫煙は御法度、と強く言ったはずで、その時点で分かりましたと止めていたかも知れない。古いカルテが残っていればその辺のやり取りも書いてあるはずだが、五年以前のカルテは新しい診療所に移る際に癌患者以外はほとんど処分してしまっている。

「どうしたものでしょうか？」

と娘さんが尋ねる。判断材料がないから答え様がない。歩いて来れ、立てる状況だから胸の写真を撮らせてもらう。

左肺の下葉に径五センチ程のくっきりした白い腫瘤影が見出された。一年前に撮っていれば発見できたかどうか？　半年前ならばもっと小さい段階で発見できたかもしれない。何せ、呼吸器症状は皆無だったから胸の写真を撮ることに思い至らなかったのだ。

だが、手遅れではない。手術で取り切れるものだし、半年早ければもっと楽な手術が考えられたというものでもない。左肺下葉切除となる点では同じだ。

問題は、その高齢で手術に耐えられるか否かだ。手術自体には耐えられても、術後を乗り切れるかどうかだ。肺の手術後は痰が気管に絡み、うまく喀出《かくしゅつ》できないと窒息しかねない。

三郎さんに胸の筋肉はほとんど無い。胸の筋肉は呼吸作用に与かっている。これが衰えれば深呼吸が不十分となり喀痰が気管支にたまり勝ちになるのだ。

癌研究会附属病院の院長で日本屈指の国手であった梶谷鐶先生は百歳の老人の胃切除を成功させて世間を驚かせたが、呼吸器でなく消化器の二、三時間の手術ならば術後合併症も比較的免れやすいのだ。

「父は手術には耐えられそうにないと思いますから、抗癌剤でも比較的副作用の少ない免疫療法をやってもらえたらと思います」

名前は出て来なかったが、多分、オプジーボのことだろう。

娘さんの言葉に私も半ば同意した。〝半ば〟と言うのは、手術で切り取る方がすっきりする、術後は抗癌剤は使わず後は自然に任せる選択肢を勧めたい思いを捨てきれないからだ。

数日後、娘さんに電話をかけ、選択肢は決まったかと尋ねた。

「抗癌剤も大変だろうということで、負担の少ない放射線治療がいい、小脳にはガンマナイフだったたが、今度はサイバーナイフをやってみようと」

（なるほど、そういう手があったか！）

私は不明を恥じた。従来の放射線で肺癌に有効なものは無いはずだった。癌にガンマナイフが試みられることは一昔も前から知っていたが、サイバーナイフについては不見識だった。

放射線療法と言えば昔はコバルトだった。それがリニアに取って代わり、近年では重粒子線とかピンポイントに照射域を絞れる最先端の技術が開発された。私の高校の後輩で後に愛知県がんセンターの総長を二期務めた二村雄次氏は手遅れの状態で前立腺癌が発見され、本人は手術を希望したが外膜にまで浸潤していて取り切れるものではないと言われ、勧められたのが重粒子線による放射線治療プラスホルモン療法だった。ＰＳＡが正常域（四・〇以下）の百倍を示していたが、この両者による治療で完治し、ＰＳＡは正常域に戻った。今日まで健在である。

サイバーナイフも類似の放射線治療で、それこそ最先端の画像解析技術と超高精度ミサイル技術を有したものらしい、ロボットアームの先に取り付けられた装置が体の周りを自由自在に動き、ピンポイントに狙いを定めて腫瘍に放射線を照射するものだと。

肺は放射線を当て難い臓器だとの認識があった。他の臓器と異なって呼吸の度に上下するからである。照射時間は数分だが、常人は一分と息を止めていられない。まして白寿になんなんとする三郎さんはその半分も無理だろう。サイバーナイフはその難点をどうクリアしているのか知りたいものだ。とまれ、三郎さんがまた元気な姿を外来に見せてくれることを祈らずにはおれなかった。

しかし、その願いは叶えられなかった。サイバーナイフは全六回の予定だったが、三郎さんは五回でギブアップしたそうな。どこそこが痛いという訴えもなく、食事も摂れ、会話も普通にできていたが、小脳の転移癌が増大して再び歩けなくなり、寝た切り状態になった由。

見かねた娘さんが斡旋業者から紹介された施設に移らせた由。転院後三郎さんはコロナにかかったが、大方の施設がその時点で面会謝絶と打ち出すのを、その施設では面会可ということで、最後までコンタクトが取れ、悔いはないという。

令和五年四月二十日、家人に見守られ、三郎さんは眠るように息を引き取ったと、後日娘さんから伝え聞いた。享年93、大往生と言えよう。

第六章

抗癌剤はもう厭と拒否したものの

花さんは私より一歳年上、元気なおばあさんだ。私のことをいつも若い若いと言ってくれるが、彼女も十歳は若く見える。連日農作業に従事しているが、背筋はしゃんと伸び、歩みも闊達だ。

彼女が私の所へ初めて来たのは平成二十八年の八月、夏の盛りだった。右の腎臓に大きな石がある、手術した方がいいかも知れないと言われました、自分では特に何も症状がないので迷っている、どうしたもんでしょうと、いわばセカンドオピニオンを求めての受診であった。

普通の腹部単純X線写真を撮ってみる。成程、Y字型をした結石が腎盂にはまり込んでいる。〝いわゆる珊瑚状結石〟。腎盂《じんう》とは腎臓の出口、尿管への移行部。結石が腎盂にピッチリはまり込んでいたら右の腎臓で出来た尿は尿管に流れて行かないから腎臓は機能廃絶状態となり、早晩死んでしまう。しかし、左の腎臓が正常であれば生命を脅かすことはない。

完全に閉塞状態か否かを調べるため、外来で簡単にできるＤＩＰ（点滴腎盂尿管造影）を行ってみる。造影剤を点滴静注して十五分も経つと腎盂から尿管が映し出される。

左の腎臓からはスムーズに尿管へ造影剤が流れ出て膀胱に達している。さて右はと見ると、左には及ばないが、結石の脇を造影剤がかすめ、ちょろちょろと尿管に流れ出ている所見が得られた。つまり、右の腎臓も機能しているのだ。

何年後かには結石が肥大して腎臓は機能しなくなるかも知れないが、そのままじっと動かない限り放置して構わない。

この結石が血尿をもたらしたことはないと言うし、尿を調べると顕微鏡で見なければ分からない程度の赤血球が数個見られる程度で問題とするに足らない。

こうした見解を述べると、安心しました、助かりました、でも時々診てトさい、と言って帰った。

花さんが次に現れたのは三ヵ月後、初冬の頃だ。調べてみて、と言うので尿を採り、腹部単純X線写真を撮る。前回と変わらない旨告げると、安心しました、と言って帰って行った。

その後も三ヵ月に一度か、農作業に忙しい時は間があいて半年振りかに姿を見せる。一度などは、茶色いおしっこが出ました、とやや心配気な面持ちで訴えた。成程、潜血反応がかなり出ている。石が少しばかり動いて腎盂の粘膜をこすったのだろう。見た目に真っ赤な血でない限り大丈夫、と言うと、この時もまた安堵の面持ちで帰って行った。

その後も、やれ膝が痛いとか、きばり過ぎたのか腹が痛いとか、便がそこまで来てるのに出ないから指でほじくり出したら血が出たので診て欲しいとか、細々としたことで診療所に現れた。最後の訴えの時はどれどれと肛門鏡を差し入れてみると、見事な〝裂肛（切れ痔）〟が時計の12時方向に出来ている。軟膏と便を柔らかくする緩下剤を処方する。

その一ヵ月後の令和四年十一月初旬、咳が出る。体がしんどいと訴えて来院。暫く検査をしていなかったのと、年齢が年齢なのでと腫瘍マーカーのCEAを含めた血液検査をしたところ、CEAが二四・九と異常な高値を示した。

CEAは、前々章で書いたように、主には消化器癌、たまに肺癌などで上昇する腫瘍マーカーだ。咳が出ると言うのでまず肺の写真を撮る。何も異常な影は見当たらない。と、なれば、疑わしいのは胃か大腸の癌だ。当院で出来るのは胃カメラだから、これを施行するが全く正常である。大腸の内視鏡は車で二十分ばかりのN病院に依頼する。院長はその方面のエキスパートで、これまでも何度か依頼、大腸癌も再々発見してくれている。

N院長から数日後思いがけない返事が来た。大腸には小さなポリープを見るのみで異常はなかったが、CTで右肺下葉下行大動脈に接して不整形の腫瘤を認めた、癌とみなされます云々。CEA高値の原因はそれだと合点がいったし、単純胸部X線写真でそれが映らなかったのは、大動脈に隠れているためとも理解できた。

難しい場所で手術は困難とみなされた。さてどうしたものか？　CTの結果を告げ、花さんと相談する。この年でもう手術は厭だから何とか他の方法で、と彼女は訴える。放射線か抗癌剤しか手はない。

ふっと、前章で書いた三郎さんのことが閃いた。肺癌から小脳に転移し、歩けなくなったが、ガンマナイフ、次いでサイバーナイフという放射線治療で肺癌も小脳への転移巣も縮小、歩けるようになった患者だ。

サイバーナイフを施行できる施設は全国的にも限られている。神戸の「低浸襲がん医療センター」でそれをやっていると突き止めたのは三郎さんの娘であることは前に書いた。

三郎さんの例もあるから希望を捨てないで、と花さんに言うと、そのセンターに行ってみたいから紹介状を書いて欲しいと言う。

数日後、花さんは紹介状を手に神戸市中央区港島にあるというそのセンターを受診した。

放射線科宛に紹介状を書いたのだが、送られてきた返書の主は呼吸器腫瘍内科の医師だった。「診断とステージングが未施行とのことで当科に回されました」とある。診断はN病院のCTでついていると、その紹介状に認めたはずだ。ステージングについては確かなことは不明だが、肺門リンパ節に転移が認められるとあったからかなり厳しい状況でⅢかⅣだろう。

「年明けにPET／CTで全身検索、気管支鏡で肺の組織診断を行い、限局していれば当院でサイバーナイフを施行させて頂く所存です」

と担当医は続けていたが、〝限局〟とはどの程度のものなのか？　肺内に一個だけあるものを言い、付属リンパ節に転移があったらもはや〝限局〟とは言わないのか、その辺が分からない。N病院でのCTを花さんは持参しているはずだから、改めてPET／CTを撮らなくてもステージングは分かっているはずだが？

と疑問が続く。

それはさておき、この返書の〝追伸〟に驚いた。

「『メスよ輝け!!』を学生の頃より愛読させて頂き、主人公当麻鉄彦は科は違えどメンター（心の支え）とも呼べる存在でありました。先生が阿那賀におられるとは何かの本で拝見しておりましたが、このたびこのような形で関わりを持つことができ、大変嬉しく思っております」

『メスよ輝け!!』とは平成元年から五年に亘って集英社のコミック誌『BJ（ビジネスジャンプ）』に連載された医療漫画だ。原作が私で、作画は別人の手になった。軟派のコミック誌で硬派の外科医ものが果たして読者に受け入れられるか、出版社としては危惧する向きもあったようだが、封を切ってみると、断トツ毎号トップのお色気ものに次いで第二位の好評を得た。以後も二位か、三位を続け、連載が八回続いたところでまとめて一冊の単行本として世に出た。

単行本は忽《たちま》ち版を重ねて十万部近くに及ぶベストセラーとなったから、気をよくした出版社は次々と単行本を出してくれ、計十二巻、累計八十万部を数えた。

これに大いに貢献してくれたのが製薬会社で、自社職員の医学研修の教材にもってこいとして大量に購入すると、社内だけでなく、大学病院や大病院を巡るプロパーに医局員への格好のみやげとして持たせたのである。

私はしがない民間病院の院長に過ぎなかったが、訪れる各製薬会社のプロパーが異口同音、先生の『メスよ輝け!!』はどこへ行っても好評で、医局の先生方が奪い合うようにして読んでいるそうです、と耳よりな情報をもたらしてくれた。

神戸の低浸襲がん医療センターの医師も、恐らくそんな伝で『メスよ輝け!!』を手にし、愛読するに至ってくれたのだろう。平成の初期に医学生であったということから推して、私はその時既に四十代半ばだったから、二十年以上も年の差があると思われる。何にせよ作者冥利に尽きる一言であった。

そのＨ医師は恐らく神戸大学の出身であろう。サイバーナイフもいいが、ひょっとして手術でとれるかも知れないと、母校（？）の外科を受診するよう花さんに勧めている。しかし、手術は相当に大がかりなものとなり、八十一歳の身には耐えられないだろうとの判断から元に戻されている。

ところが、精査の結果、肺内に微小な転移巣があり、サイバーナイフの適応ともみなされないとのことで、抗癌剤（タルセバ＋サイラムザ）を第一選択とすべしと結論づけられた。両者はいずれも私の母校の二年先輩でノーベル医学賞を受けた本庶佑氏が開発したオプジーボで有名になった〝分子標的治療薬〟で、切除不能な進行乃至再発の非小細胞性肺癌が適応症とされている。

令和五年四月十三日に一回目の抗癌剤が投与され、二十三日に一旦退院、五月に再度入院して点滴を受け、ＣＥＡは六・七に減少、抗癌剤の効果が認められた。

六月下旬、花さんは当診療所に姿を見せてくれたが冴えない表情だ。聞けば、食欲が失せて仕事（農作業）がしんどいと。しかし、体重はさして落ちていない。一ヵ月後再来。

「でも食べられないのは辛い。もう十分生きたから、抗癌剤を止めようと思うの」

と開口一番。最新のデータを見るとCEAは二・九と正常域にまで下がっている。

「抗癌剤がよく効いているからもう少し辛抱したら？」と返すと、

「がんセンターの先生もそう言うの。止めたらまた癌は大きくなるよって」

と花さん。

肺癌は三・七センチから一・七センチにまで小さくなっているというから勿体ない。後数回続ければ消えるかも知れない。頑張って続けたらと思うが、前述した岳さんのこともあり、強要は出来ない。しかし、岳さんの場合は二四・二まであったCEAが術後正常域に戻り、抗癌剤を中止した後も小康状態を保っている。抗癌剤を追加したからそうなったのではなく、手術によって癌は取り切れたとみなされる。抗癌剤でＱＯＬが落ち込めば、かえって免疫力が落ち込み癌につけ入る隙を与えるかも知れないと断じたから主治医とかけあって中止してもらったのだ。

八月十九日、真夏の盛り、花さんは外来に現れ、

「抗癌剤、もうきっぱり断ってきました」

と、スッキリした顔で言い放った。

「八十年も生きたからもういいねん。元気なうちは田んぼも続けたいし」

田んぼとはこの地域の玉葱と並ぶ特産であるレタス作りのことだ。診療所の看護師の一人で六十代の女性も農作業兼業で、花さんの近くに田んぼがある。やはり玉葱が主だが、ホウレン草や大根、ピーマンなども合い間に作っている。

「花さんの田んぼはウチなんかよりずっと広いんですよ。家族総出でやっていて、花さんも毎日のように出ているんです」

看護師の田は六反程だが花さんの田んぼは倍くらいあるという。

猛暑を極めた夏も終わり、漸く秋風が立ち始めた十月下旬、花さんが姿を見せ

た。上旬に低侵襲がんセンターに行ったら、腫瘍マーカーが増加、癌も大きくなっていると言われた由。悲嘆に暮れた様子もなくあっけらかんとして言った。

「田んぼも行ってるわよ。御飯がおいしくて幸せ」

と元気そのものだ。当診療所での処方は降圧剤一種と、腰痛に対する湿布のみだ。

猛暑も厭わず農作業に従事した所為か、いつもは湿布で納まる腰の痛みが治らないので、勧める人があって某整体師にオイルマッサージを受けたところ、翌日には腰が立たなくなった、その旨整体師に訴えたら、なに、一週間で治るよと言われたので様子を見ていたが一向に良くならない、マッサージが強すぎたんじゃない？　ちゃんとした病院の整形外科で診てもらった方がいいと家人に言われS整形外科病院を受診したら、腰骨が一ヵ所圧迫骨折を起こしているとのことで、コルセットをあてがわれた由。

「ほら、こんなんよ。不自由でしょうがないわ」と、細身の上半身の半ばを覆うコルセットを見せてくれた。冬だからまだまし、夏だったら大変だよと私。

「でも仕事に邪魔なの」

と花さん。この人はあくまでレタスのことで頭が一杯なのだ。しかし、何も目標が無いよりあった方がよい。たとえ義務的なことでも、前向きになれるからだ。

尤も、癌は確実に大きくなっている。がんセンターでのこれまでの検査データを持参してくれたが、ＣＥＡ値が九月は三・三とまだ正常域に留まっていたのが、十月には一四・四と上昇、十二月には四七・三と正常値上限の十倍以上になっている。当初の発見時の二倍だ。

二桁程度はまだ良い。癌の増大と共に三桁、四桁と跳ね上がってくる。その時点では完全に手遅れで、あちこちに転移しているかも知れない。

センターの医者もその点は充分説明しているはずだ。花さんがそれを馬耳東風と聞き流しているのは、癌が鳴りを潜めているからで、目下のところ痛くも痒くもないからだ。やがて、抗癌剤の副作用とは違う苦痛に襲われるかも知れない。肺癌が増大すれば執拗な咳は元より、血痰を吐くことになるかも知れない。それより辛いのは癌による肺の機能不全で呼吸困難を来し、酸素ボンベなくしては生活できなくなることだ。無論、花さんが生甲斐としている農作業どころではなくなる。

年が明けて久々に花さんが来院した。元気そうだ。懸念される呼吸器の症状は無い。畑仕事もしているという。抗癌剤はきっぱり断ったのだから低侵襲がんセンターへは行ってないよね、と質すと、来月行くことになってます、と返ってきたから驚いた。

「えっ？　何のために？　治療はしないと決めたんだから、もう行く必要はないと思うけれど」

と私は訝る。

「でもあちらの先生は、癌がどれ程大きくなっているか知りたいと仰って、血液検査とCTの予約をしましたよ」

花さんは悪びれず答える。

癌の進行を追ってみたいという医者の気持ちは同業者としてよく分かる。しかし、その結果如何で何らかの手を打つ訳でもない。癌は確実に大きくなって行くだろう。そろそろ何か症状が出てきますよ、当初の抗癌剤が効いていたのだから勿体ない、もう一度、症状が出る前にやってみませんか、と医者は鎌をかけるかも知れない。だが、一旦抗癌剤の副作用で辛い思いをした花さんが肯《がえ》んずることはないだろう。

「わたし、心配なのは痛みが来やしないかということだけ。その時はどうしたらいいですか、て聞いたら、大丈夫、その時はその時でちゃんとしてあげますからって言って下さったんよ」

（ははあん！）と私は思った。この一言故に花さんはがんセンターに見切りをつけられないのだと。つまり、自分の最後はそこで迎えることになるだろうと予感しているのだ。私に何度も問い質すように、センターへ行く度花さんは検査結果を聞きながら「それで先生、あとどれくらい生きられるかしら？」と尋ねると言うのだ。

「それは何とも言えない、とはっきり言って下さらないのよ」

と花さんは愚痴を漏らし、私から〝はっきりしたこと〟を聞き出そうとする。適当にお茶を濁していたが、いつ死んでもいいと覚悟は出来ている以上、やはり本当のことを告げた方がいいだろうと思い至った。

「そうね、精々二年、だろうね」

肺癌を発見した患者はこれまで二十人以上を数えるが、放置した患者はいない。医療センターのH医師も、紹介されてくる患者は皆治療を求めてのことで、花さんのように早々に抗癌剤を断念した患者は稀だろうから予後については明言を避けたのだろう。しかし、内内では私と同様、下手をすれば一年そこそこと思っているに相違ない。そう、腫瘍マーカーの上昇の勢いから推してそれくらいかなと私も思うのだが、同時期に癌が見出された短歌仲間の八十六歳の女性が、残り一年と言われたらさみしいわ、何とかならないのかしらと、あくまで生への執着を示したこともあって、せめて倍の年月を花さんには言ったのだ。

短歌同好会のその女性はこれまで大腸癌の手術を二度、肺がんの手術を一度受けながら延命を保ってきたが、私の所へ昨年の十月に来た時は、腹腔内に癌が散らばっておりり、腹水もたまっていていわゆる「癌性腹膜炎」の状態で、地元の淡路医療センターの主治医から既にそんな状況であること、後は緩和治療になるが、それも精々一年であろうと宣告されていた。しかし本人は、目下のところ不思議にこれと言った自覚症状もなく、月に一度の歌会にも出ている。これまで何度も死線を乗り越えてこれたから自分には運がある、だから後一年と言われても実感が湧かない、他に何か手だてがあるように思えて仕方がない、先生なら何とかして下さるだろうと思って来ました、と訴える。

セカンドオピニオンを求めるよう進言する他手だてはなく、明石のがんセンター宛て紹介状を認めた。九年前、同じく〝癌性腹膜炎〟の状態で余命半年とみなされた次章に述べる綾さんを救ってくれた病院だ。淡路医療センターとは異なる抗癌剤を与えてくれるかも知れないといちるの望みを抱いてのことだったが、返ってきた答えは同じであった。年齢から考えても遅きに失した感がありとのニュアンスがこめられている。この人は一年と経たず亡くなった。

花さんはと言うと、検査のための高い医療費はドブに金を捨てるようなもので無意味、もう低侵襲がんセンターへは通わなくてもいいんじゃない、と来院の度に言い聞かせても性懲りもなく神戸へ足を運んでいる。

「おまじないのようなものだね」と私は皮肉る。

「そう、そんなものよ」と花さんは軽くいなす。

「ぎりぎりまで頑張ったらいい。動けなくなったら往診するよ」

こんな会話がいつまで続くことやらと思っていたが、四月四日、ＭＲＩの検査で脳への転移が見つかった、折角効いていた抗癌剤を止めた所為だ、腫瘍マーカーもまた上がってきている、抗癌剤を再開しましょうよ、と言われ、余り熱心に言って下さるし、九月九日の亡夫の命日までは生きていたいと思い直し、タグリッソという抗癌剤を受けました、と、四月二十日に来院した折打ち明けてくれた。これといった副作用は無く済んだ、昨日は焼き肉を食べたよ、とも。

Ｈ医師も、花さんの外見の元気さばかりか、畑仕事も毎日していると聞いて、そんなに元気なら少々抗癌剤をやっても大丈夫とみなしたのだろう。これといった副作用も見られないから続けましょうと言った由だが、花さんは畑仕事が忙しいからと言って断った由。それでもタグリッソの効果は見られて、ＣＥＡは八二・四から一六・九に、ＣＡ19―9は一八〇から一桁落ちて一八にまで低下している。ＧＷ明けの検査データだ。ＣＴも受け、肺癌の大きさは変わらない、花さんは肺癌では死なないよ、なんて言われました、どういうことでしょう、と、一ヵ月後の六月七日当院に来た時花さんは言った。来月また頭の転移巣の検査をするんですって、と、これも他人事のようだ。人間の弱さと、時々強さも垣間見せてくれる花さんだ。

暑い日が続く。しかし花さんは畑仕事を続けている。夜は十時過ぎに寝て、起床は三時半。えらいですわ、でもお陰様で食欲はあるのよ、と、大きな目をくりっと悪戯っぽく動かして言う。この分なら九月九日までは充分生きられるだろう。いや、年も越せそうだ。

第七章

奇跡を生んだ抗癌剤

綾さんは六十一歳の女性。独身で中学の体育の教師を定年退職したばかり。平成二十六年一月二十九日、前年の暮から大小便がすっきり出ないと訴えて来院した。初診ではない、平成二十年以来、腰痛、手首の腱鞘炎、風邪症候群で不定期に来たことがある。その頃はまだ現役の教師であった。

診療所の診療圏ではない、車で三十分は要する市の外れの住人だ。百六十センチで五十八キロ、女性としては大柄な方だ。体育教師らしく明朗だが、それにしては訴えが判然とせず、もう一つ捉えどころがない印象があった。

今回の訴えもやや漠然としている。大便が出にくい、出ても細くて小さく、すぐにまた便意を催す、という訴えからは大腸癌が疑わしい。小水もすっきりしないというのはどういうことかと問いただすと、大便と同じく出切らない感じで頻尿気味だと。排尿痛はないから膀胱炎ではなさそうだ。頻回に尿意を覚えるというのは膀胱の容量が減っていることが考えられ、原因としては腫瘍が疑われる。

尿は外見的には黄色透明で正常尿だが、念のため細胞診に回す。膀胱癌であれば癌細胞が見出されるはずだ。

とりあえず腹部を診る。右下腹部に手術創がある。十六歳の時に受けた虫垂切除術のキズ跡だ。他に既往歴としては、三十二歳の時に、B型肝炎ウイルスのキャリアと言われている。但し肝機能に異常はなかった由。

この手術創とは反対側、つまり左下腹部に軽度圧痛を認めるが、他には特に異常所見は認めない。患者を横向きにして直腸診を行う。腹痛なり、腹部の異常を訴えてきた患者には必須の検査で触診の一つだ。女性、ことに若い女性は「えーっ!?」とばかり厭がる。検査する側も、指嚢をつけての検査とはいえ大便が付着することは必至だからできれば避けたい。しかし、「直腸診で汚れた指は洗えば奇麗になるが、これを怠ったがために仕出かした誤診の汚名は一生拭えない」のだ。この格言は、私の母校京大の鳥潟という外科の教授が弟子達に訓示したものだ。

実際遠慮したか面倒臭がって直腸診を怠ったがために痛恨の誤診を犯し臍《ほぞ》をかんだ医者は少なくない。逆に、きちんと直腸診を行ったことで重篤な病気を発見できた経験を持つ医者は私以外にも多々いると思われる。

綾さんの直腸の奥に差し入れた指の先にるいるいたる腫瘤を触知した時、私は瞬時

（直腸癌？）

と疑った。しかし、一旦引き抜いた指嚢の先には何もついていない。直腸癌なら、血液が多少とも付着するか、異臭が鼻をつくはずだ。

改めて直腸を探る。肛門から七〜八センチの所に触れるそれは、直腸とは一線を画しているように思われる。

（シュニッツラー転移だ！）

消化器系の癌で骨盤底に見られる転移巣である。

遠い記憶、壮年にして亡くなった男性の悩ましげな顔が蘇り、慄然となった。この患者は小腸末端の癌で、直腸診でシュニッツラー転移が見出され、既に死相が漂っていた。開腹した時は、腹腔内から肝臓にるいるいたる転移巣が見られ、僅か三ヵ月で不帰の人となった。

（原発巣は分からないが、綾さんも精々半年の命だ！）

救いはただ一つ、綾さんの顔に、かの男性のような〝死相〟はまったく見られないことだ。

綾さんは当院へ来る前、婦人科系の病気ではないかと自己診断し、近在の婦人科医を受診している。ほぼ同年配の女医さんだった由。卵巣の片方がやや腫大しているが問題はないだろう、ただし、エコーで腹水が下腹腔に少々たまっている。原因は分からないが尋常なことではないから、かかりつけ医に診てもらうようにと言われた由。

（婦人科系でないとすれば消化器系の癌のはずだが……）

直腸診に次いで、念のため、直腸鏡を試みる。これは麻酔も要せず、外来で手軽に行える。先端にゼリーを塗った約二十五センチ長のプラスチック製の筒を差し入れていく。

空気を送って直腸を膨らませながらの作業だが、便にさえぎられて見えなくなることもある。その時は筒を引き抜いて便を除き、やり直しだ。

直腸は精々十五センチ長くらいだから二十センチも押し進められればＳ状結腸

の末端まで観察できる。

ところが綾さんに差し入れた直腸鏡は、一〇センチも進んだところで行き止まり、空気も戻って来るばかりだ。

先に直腸診で触れたるいるいたる腫瘤のために塞《せ》き止められているのだ。

排尿の異常も訴えているので、エコーで膀胱を見てみると、腫瘤が膀胱壁を圧《あっ》排《ぱい》している所見が得られた。腫瘤が膀胱に密着して、その収縮を妨げ、尿を出切らなくさせているからすっきりしないのだろう。

近在の婦人科医が指摘した卵巣の腫大と少量の腹水は確かに認められるが、この卵巣が原発でシュニッツラー転移を起こしているとは思われない。

四十年前長浜日赤で出会った患者のことがどうしても頭をよぎる。直腸癌は否定的だが、消化器系の癌がシュニッツラー転移の元凶に相違ないとの固定観念を払拭できないから、胃癌を疑わせる訴えはないが、まずこの有無を見ておかねばと胃カメラも試みるが、やはり異常は見出されない。

便が思うように出ない原因は直腸が細く狭くなっているからだが、直腸鏡で探り得ない上部の直腸とそれに続くS状結腸はどうなっているかを知りたい。バリウムと空気を肛門から送り込んで大腸を映し出す注腸検査を胃カメラの翌日行う。すると直腸上部からS状結腸にかけて縮んだ提灯のような像が見られた。これだけを見せられたら、消化器を専門とする医者でも多くが〝大腸癌〟と即断するだろう。

『日経メディカル』という月刊の医療ジャーナル誌があった。中に、人気コラム〝メディクイズ〟という頁があって、これらの写真とともに綾さんのケースを寄稿したところ、採用されて数ヵ月後に掲載された。このメディクイズは「この写真を見ていかなる疾患を考えるか？」との問いに対して、正解を含めた五つほどの病名を列記してある。次頁の回答で正解を除いた他の疾患ではない根拠を問題提出者が解説する。

これが大層勉強になる。正解に至るヒントは、患者の年齢、性別から始まって、既往歴、現病歴から探り出さなければならない。

綾さんに当てはめるならば、まず女性であり、下腹の不快感を訴えているから、婦人内性器の病気は考えなければならない。本人も素人判断で子宮か卵巣の病気ではないかと疑い婦人科医を受診している。

年齢にも不足はない。いわゆる癌年齢だから、不正出血等、内性器に特有な症状はないが心配になったのだろう。ところが、大したことはないと言われた。片方の卵巣が少々腫れているのと少量の腹水が見られる以外問題なしと。

形態学的所見からはそう判断しても仕方がないが、婦人科専門医としては見識に欠けるものがあったと言わざるを得ない。卵巣が癌の原発巣ながら、胸水がたまって、呼吸器の症状を主訴に病院を訪ねる病気がある。〝メーグス症候群〟と呼ばれる奇病で、一般外科医は知らなくても婦人科医は覚えておかなくてはならない疾病である。この種の患者が呼吸器科をはじめあちこちたらい回しにされるのは、婦人科医も見逃してしまうからである。その理由は、卵巣がさほど腫大していないからで、およそ癌のイメージには程遠いことによる。

〝メーグス症候群〟は摩訶不思議な病気で、なぜ右の胸水をもたらすのか定かに分かっていない。

綾さんを診た婦人科医が、この〝メーグス症候群〟を知っていたとしたら、胸水の貯留を思わせる呼吸苦などの症状はないから、〝メーグス〟ではないと断定したとしても、ほとんど正常と変わらない卵巣でも癌が潜んでいることがあるとは認識していたであろうから、卵巣癌に特有の腫瘍マーカーＣＡ１２５はチェックしておくべきだったろう。それとクスコで膣内を観察するだけでなく、婦人科医ならば〝直腸診〟ならずとも膣内に指を挿入し、片方の手は下腹部に置いて膣の奥の骨盤底ダグラス窩《か》を探る双手診を行うべきであった。さすれば、私が直腸診で得た所見をつかみ得て、まずは消化器の専門医にセカンドオピニオンを求めるよう綾さんを促したはずである。

〝メーグス症候群〟は否定的だが、消化器系に異常を見出せないとなればやはり卵巣癌は疑わなければならないから、胃カメラ、エコーとともに卵巣癌に特異的な腫瘍マーカーＣＡ１２５を調べておいた。島外の検査センターに依頼しているから結果が出るまでに数日を要し、判明したのは一週間後の二月五日の夕刻で、綾さんは紹介状とエコー、注腸のフィルムをもって徳大の消化器外科を受診した後だった。同科の島田教授は、徳大病院で唯一知る人で、それまでも二、三の患者を紹介していた。手術適応はないが、いずれ腹水がたまってくるであろうから腹部に穴を穿って抜く必要に迫られるだろう。それは内科よりは外科医がお手のものだからという理由であった。

検査センターから返ってきたＣＡ１２５の値を診て驚いた。べらぼうな数値だ。正常域の上限が三五とされているのに、何とその百倍近い三〇三〇。

私は慌てて、帰宅しているであろう綾さんにＦＡＸを送った。

「本日徳大外科を受診されたと思いますが、紹介科を間違っていたようです。今朝、先日の追加検査で卵巣癌の腫瘍マーカーＣＡ１２５を調べた結果が出て、三〇三〇という高値を示していました。

これで腑に落ちました。直腸からＳ状結腸にかけての狭窄は、内部の腫瘤によるものではなく、卵巣癌による外部からの圧排によるものとみなされ、だから直腸鏡でも腫瘤は見出されず、注腸検査でも粘膜自体は正常とみなされたようです。尿の検査で膀胱癌も否定されました。

したがって、これからは婦人科による治療になると思います。卵巣癌は抗癌剤、放射線が著効を示すこともあります。希望を持って下さい。とまれ、今日の検査結果をお知らせください」

皮肉なことに、すれ違いに徳大の島田教授から次のような返書が送られてきた。

「ごぶさたしております。

本日は興味深い症例をご紹介いただき、誠にありがとうございました。ご指摘の如く、ステージⅣの大腸癌と存じます。

早急に入院していただき、分子標的薬等を含むケモテラピー（抗癌剤治療）を始めたいと思います。ＰＳ（全身状態）も良いのでconversion（転化）を期待して強力にいきたいと存じます」

ＣＡ１２５の結果が届く前に紹介状を認めたので、私はうっかり「傷病名」の欄に、「直腸Ｓ状結腸癌」と書いてしまったのだ。島田教授は、注腸のフィルムを一瞥、私の診断に異論なしとされたのだ。直腸鏡では肛門から十センチの範囲には腫瘤らしきものはなかったことを紹介状には明記しておいたのだが。

綾さんから連絡が入ったのは二月九日だった。改めて一連の検査を受けたが、どこにも異常はない、卵巣も正常範囲と言われた、でも腹水がどんどんたまりだしここ数日毎日一千ccほど抜いてもらっている、腹水から癌細胞が発見されたが原発巣はわからないと言われた、云々。

更に三日後、綾さんから思いがけない電話が入った。東京の国立がんセンターに明日移る、と。かつての教え子が同センターの看護師になっていることを思い出し、かくかくしかじかと相談に及んだところ、仲介の労を取るからすぐにこちらへいらしてくださいと言ってくれた由。

十日後の二月二十四日、綾さんは診療所に顔を見せてくれた。一連の検査が終わったので、一旦帰って来ました、と。やはり診断はつかず、向こうでも腹水を何度か抜いた、最後には背中から針を入れて腹膜の腫瘤に刺入し、組織を採った、その結果が数日後に出るのでまた上京の予定、ということだった。

さほどやつれた風情はなかったが、下腹部が膨満し、両下肢にはむくみが見られた。

生検の結果を、本人からではなく、確かこちらにいる妹さんから聞いた記憶がある。〝卵巣癌〟ではなく〝腹膜癌〟ということであったが、私には初耳の病名だ。私の三年ほど先輩で現在の島田教授の前任者、定年退職後四国中央病院の院長になっておられる田代先生に「腹膜癌のご経験はありますか？」と打診すると、「いやないです」と答えられたので安堵した。先生は肝胆道系の権威で、私がこちらへ着任した時はまだ徳大の教授、バリバリの現役であった。紹介した八十歳の男性の、径十センチもある肝臓癌を、よぼよぼの老人なら控えるが見た目元気だから手術に踏み切ります、と返事を寄越され、見事取り除いてくださったことは前に書いた。

その先達にして未経験だから、〝腹膜癌〟なるもの、医者が生涯に一度経験するかしないかという稀有な疾病に相違ない。

田代先生は、自分が知らない病気があったと知って忸怩《じくじ》たる思いにとらわれたのだろう。数日後〝腹膜癌〟に関する文献を送って来られた。

〝原発性腹膜癌〟の定義は、英語でこう記されていた。

normal sized ovary carcinoma syndrome

直訳すれば「正常大卵巣癌症候群」。つまり、〝大きさは正常だが、卵巣癌を根源にすると思われる疾病〟ということになる。〝○○病〟と確たる病名ではなく、〝症候群〟としたところに、この難病に遭遇して頭を抱えた医者の苦闘がうかがい知れる。

つまりは、今もって確たる発生機序はわからないが、卵巣癌に特有なCA125が高値を示すことから、卵巣癌の亜型のようなものだろうという訳である。即ちこう書かれている。

「〝原始体腔上皮から発生する腹膜中皮や卵巣表層上皮を発生母地とすると考えられており、多中心性に腫瘍を形成する〟

近年は、卵管上皮内癌を起源とするとの説も注目されている。いずれにしても、ミュラー管由来の腺癌であり、上皮性卵巣癌や卵管癌と同一の範ちゅうにあるものとして取り扱われる」

しかして、その診断基準は、以下の如くとされている。

一　両側卵巣の大きさが正常大

二　卵巣外の病巣が卵巣表層の病巣より大きい

三　卵巣には病巣がないか、あっても五×五センチ以内で、その組織細胞学的特徴が卵巣漿液性腺癌と同じか類似している

診断の項では、

「多量の腹水による腹部膨満感を主訴に内科を受診することが多い。腹水の細胞診で腺癌細胞が見られることから、〝癌性腹膜炎〟の診断で、検索が行われる。原発不明癌の多くが、〝原発性腹膜癌〟であると考えられる。早期に発見されることは稀で、ほとんどがⅢ、Ⅳ期の進行癌として見つかる」

等、綾さんの現病歴、現症と符合する。

〝癌性腹膜炎〟の元凶は多くは胃癌、なかでも富士の裾野のように癌が広がるボールマンⅢ型か、それより悪質で胃の粘膜下にかまぼこの板状にはびこるボー

ルマンⅣ型、俗にスキルス癌といわれるもので、近現代のようにCT、PET等の高機能画像診断機器が開発されていない時代は、術前にリンパ節の播種までは同定できないから、とりあえず手術に踏み切るが、開腹してこの播種、他でもない癌性腹膜炎に気づくや、何も手をつけず、即開いた腹を閉じておしまいとなった。気休めに抗癌剤を腹腔内に散布するのがせいぜいだが、もとより焼け石に水で、悪いところは取ったという御為ごかしの医者のムンテラ（説明）に気を良くして、一旦は元気を取り戻すが、それもほんの二、三週間で、やがて腹水がたまりだし、急坂を転げ落ちるように疲弊して死に至るのがお決まりのコースであった。

消化器癌が〝元凶〟ではないと知れたものの、直腸診でびくとも動かぬガチガチの腫瘤を触知した指先の印象があまりに強烈で、これはもう絶対に消えてなくなるものではない、更に増大して直腸や膀胱をいよいよ圧迫し、のっぴきならぬ苦痛をもたらす、余命はどんなに甘く見積もってもせいぜい一年と思われた。否、腹水がひっきりなしにたまりだしたことから推し量れば、一年も持たない、その半分で命果てるかも、と危惧された。

綾さんは、〝腹膜癌〟と診断がついた時点で、明石の兵庫県立がんセンターに転院した。一ヵ月以上音沙汰がないまま、気が付くと五月に入っていた。今頃はもう気息奄々《きそくえんえん》としてベッドに横たわっているのではないかと、恐る恐る妹さんに電話を入れた。

妹さんも独身で教職についており、年老いた母親を看ておられる。綾さんは、同居しているこの母親より先に死ねないとよく口にしていた。しかし、それはもう叶うまい。早晩妹さんが母親の面倒を見ることになるだろうと予測された。

重い口調の返事が返って来るものと思いきや、意外も意外、妹さんは以前より明るい口調で、「姉はお陰さまで腹水もすっかり引いて、食欲も出てきています。明日退院してきます」

と、ウソのような言葉を返したのだ。抗癌剤が奏効したようで、と言う。

耳を疑ったが、三週間後の五月二十三日、綾さんがひょっこり診療所に現れて看護師たちを驚かせたという。私は生憎留守にしていたので、翌日、本人に電話を入れた。

明石の兵庫県立がんセンターに転院後は週に一回抗癌剤の点滴静注を受けている、五月七日頃から腹水と下肢のむくみが減少し始め、食欲も出てきた、体重は十キロ落ち込み、抗癌剤の副作用で貧血がひどくなったので輸血を何度か受けた、しかし、昨日、そちらへ伺う前明石のがんセンターに行ったのだが、腫瘍マーカーCA125が当初より一桁下がって三四〇になっていた、抗癌剤が効いているので、あと五クール続ける予定だと言われた、退院後は寝たり起きたりの状況だが、一時期のことを思えばかなり楽になった、妹が近くにいて手助けしてくれるので助かる、と。

驚いた。ついては抗癌剤の内容、向後の見通しを知りたいと思った。

実は綾さんが明石に移ったと知って、五月十七日、私は県立がんセンターの主治医に宛てて病状照会の一書を送っている、曰く、

「私が最初に書きました徳大病院の紹介状は貴下にはご覧いただいてないと思いますので、改めて書かせていただきました」

この但し書きの前には徳大の島田教授に宛てた紹介状と重複する綾さんの現病歴を詳細に記している。

但し書きを私はこう締めくくっている。「向後の経過は、当方にお知らせいただければと存じます。ＣＡ１２５が癌消長のバロメーターになるものと存じますので、数値の経緯をお知らせください」

なしのつぶてのまま二ヵ月近くが経ち、返書よりも先に綾さんが現れた。退院後は通院で抗癌剤を受けに行くというので、私が以前に書いた照会状に返事をくれるよう主治医に伝えてほしいと伝えた。

しばらくして転院当初の画像判断とともに次のような返書が送られてきた。

「経過の詳細をご提供いただきありがとうございました。返事が遅くなり申し訳ありません。国立がんセンター中央病院より当科へ紹介となり、当科でも腹膜癌と判断いたしました。

入院後化学療法を開始いたしました。

化学療法が奏効するのに比較的時間がかかりましたが、２サイクル目の後半頃より癌性腹膜炎症状の改善が見られ、五月三日退院となりました。

今後は外来にて化学療法を継続した後、手術をはさんで術後補助化学療法へと進めていく予定です。

腹膜癌（卵巣癌）のため、化学療法の奏効率は高く、いったん良い状況がつくりだせるのではと考えておりますが、初診時かなりの進行癌であったことを考えると、再発のリスクも高いと考えております」

元徳大外科教授田代先生が送って下さった文献にも、
治療方針としては、
一　進行性卵巣漿液性腺癌の治療に準じて行う。
二　積極的な腫瘍減量術が推奨されるが、全身状態不良の症例も多く、化学療法を先行させた後手術を行うこともある。
本症は化学療法の奏効率が高いものの、卵巣漿液性腺癌に比して再発率が高く、予後不良である。

とあった。

綾さんは七月十一日、五ヵ月振りに姿を見せてくれた。四十六キロまで落ち込んだ体重は四十九キロまで回復していた。

退院後通院で五クール抗癌剤を受けたが、七月二十四日に手術予定になったという。

私のように消化器癌を専らとした外科医には、先の文献にもあった〝腫瘍減量術〟というのがもう一つ理解しがたい。癌は根こそぎ取り除くか、それが無理なら何も手をつけない方がいい、つまり、部分切除などということは癌を散らすだけで逆効果、というのが常識であったからだ。しかし、卵巣癌や、ごく稀だが腹膜全体に波及する粘液腫瘍などは、すべてでなくとも可及的切除してボリュームを減らすことに意味があるらしい。

手術と聞いて私はうっかり首をかしげてしまったが、綾さんは受ける気でいる。卵巣、子宮を全摘、腹腔の転移巣をできるだけ取る手術だという。

（まさか、あのガチガチのシュニッツラー転移巣には手をつけられまい）

すかさず私の念頭に浮かんだのはこのことだった。ボリュームを減らすだけならいくらかでも削り取ることになるのだろうか、と。

俄然、まだしたたかな感触が指に残っているシュニッツラー転移巣を確かめたくなった。骨盤底のダグラス嵩に食い込んで、てこでも動かない腫瘤がいくらかでも小さくなっているだろうか？

綾さんはお尻を出すことをためらったが私は強いて彼女をベッドに寝かせ横向きになってもらった。

数秒後、耳ならぬ指先を疑った。あのガチガチの腫瘤が跡形もなく消えているではないか！

七月二十四日、綾さんは予定通りの手術を受けた。五時間を要したという。九月二十六日、六クール目の化学療法を受けた帰りだといって、診療所に寄ってくれた。最新の検査データを持参していた。ＣＡ１２５は、七十台に激減している。しかし、正常域にまで下がらなければ癌が完全に消滅したとは言えないから化学療法を続ける、と。

かいつまんで話そう。化学療法を九クール終えた段階でＣＡ１２５は、ついに七・四と正常域に落ち着いた。副作用は脱毛と膝から下のしびれ感だが、耐えられないほどではないという。

その朗報がもたらされたのが翌年の二月二日で、体重も術後より五キロ増え、以前のふくよかさを取り戻したかに見えた。

綾さんはＢ型肝炎ウイルスのキャリアでもあり、それに対する抗ウイルス薬バラクルードを内服していた。

三月には遅まきの流行を示したインフルエンザにかかった。

時々胃が痛むと訴えた。神経的なものとみなされた。画像上腫瘤は消え、それを裏書きするようにＣＡ１２５も正常域に落ち着いているが、この病気はいつまた再発するかもしれないと言い含められていたから、それに対する不安によるものだろうと。

こうした神経性胃痛にはよく効くドグマチールを処方した。これが奏効し綾さんは胃の痛みから解放され、食欲も増して一キロほど落ち込んだ体重もすぐに戻った。

化学療法はひとまず中止され、がんセンターの受診も三ヵ月に一度でよいといわれた。

ここまでの経過は、『そのガン、放置しますか？』にあらかた書いた。

治療前に異常値を示した腫瘍マーカーＣＡ１２５が順調に減少し、触診で強かに触れた腫瘤も嘘のように消失し、駄目押しの手術も経て癌は完全に消えたはずだったが、初診から二年八ヵ月経た平成二十八年九月、ＣＡ１２５が三四・九と止常値の上限ぎりぎりに上がっていて心配です、と綾さんが憂い顔で来た。二ヵ月後にＣＴ検査を受けるよう言われました、とも。

十一月二十八日、その結果を伝えに来てくれた。ＣＡ１２５は六五に上昇、腹腔内数ヵ所に再発巣が認められたので来月早々、抗癌剤をパクリタキセルからドキシルに変更、四週毎に点滴静注してみましょうと言われた由。

一ヵ月後のクリスマスイヴに来院してくれたが、ドキシル点滴後は十日間くらいしんどい、食欲も落ちて三日間はほとんど食べられなかったそうな。

しかし、抗癌剤の効果はてきめんで、翌二十九年二月にはＣＡ１２５が十一・七と正常域に戻った。これに意を強くして、綾さんは副作用に耐え抜き、五月下旬、計六回の点滴を終えた。

やれやれと思ったが、ＣＴで診るとまだ再発巣が残っているから抗癌剤を変えてみる、ドキシルをジェムザール、アバスチンに変え、ずっと使ってきたカルボプラチンと併せ三種類を使ってみる、と言われた。流石に副作用はきつかった。鼻血を見るようになり、食欲不振に全身倦怠感も加わり、白血球も激減したので二回で中止となった。

効果は見られた。ＣＡ１２５は八・二と正常域に落ち着き、再発巣は一ヵ所に減ったと告げられた。

だが、令和元年三月、再び八〇・七に上昇、五月には二〇七・二と更に上昇、白血球が回復したので抗癌剤を再開しましょうと言われた。

折角生え始めた毛髪がまた抜け落ち、発熱や嘔吐にも悩まされたが、綾さんは耐えた。

七月にはＣＡ１２５は三二・三とまた正常域に減少、抗癌剤を二割方減らして続けた結果、八月には一〇・〇に下がり、十月のＣＴで再発巣は消失していると告げられた。

果てしないもぐら叩きが続くかと危惧したが、二ヵ月後の令和二年一月のＣＴでも癌は見られず、ＣＡ１２５は九・五と正常、二月も一〇・六で小康状態を保ち、元気ですと笑顔を見せてくれた。

もぐら叩きは止んだ。抗癌剤はアバスチンと同系統の分子標的薬リムパーザ一種類に軽減された。幸い、これにより副作用は下肢のしびれ程度で大したことなく、食欲も進み、外食も楽しめるようになっている。

令和六年四月のＣＴ検査で再発巣はなく、ＣＡ１２５も一桁台で正常である。予後精々一年とみなされてから実に十一年、末期癌からこれ程長く生き永らえている人は知らない。正に奇跡の人である。

ところが、晴れて発見以来十二年目の春を迎えようとしていた令和六年九月下旬、食欲はあるが何となく体がだるい、点滴でもお願いしたいと訴えて、いつになく浮かない顔で綾さんが現れた。例年にない猛暑が九月に入っても続いており、夏バテかしら、と言うのに「多分、そうかもね」と返していたが、暫く点滴に通って一ヵ月が過ぎた頃、昨日がんセンターへ行ってきました、ショックです、と開口一番綾さん。

点滴で幾らかましになったと明るくなっていた表情が点滴を始める前よりも暗く冴えない。

まさかCA125が再増悪したとは思われない。正常値に復して三年も経っているのだ。「いえ、CA125は正常のままですけど、右の腎臓に癌が出来たと言われたんです」

血液検査と併せて行ったCTの結果だと言う。

腹膜癌の転移ではない。もし転移ならCA125が正常域を突破しているはずだ。

綾さんはショックを受けたと言うが、私は安堵した。径三センチ程度で腎内に留まっているそうだから、それなら簡単に取れる、腎臓は幸い二つあるから一つを取っても問題はない。

私は外科医三十年の間に腎臓の摘出術も何度か手がけた。腎癌はどちらかと言えば男性に多く、ある日突然真っ赤な血尿が出てそれと知られる。女性の場合は単なる膀胱炎でも血尿を見るし、男でも、私自身経験したことだが前立腺の炎症で起こったりするが、他の癌のように前兆とおぼしき症状がなく突発的に発症するから患者は驚く。

しかし綾さんは血尿を見ていない。久々にCT検査を受けてたまたま見つかったのである。肉眼的な血尿を見る腎癌はかなりの大きさになっているものが多いが、綾さんのそれは大したことはなさそうだ。

念のため、エコーで見させてもらう。長径三・三センチ、他に径二センチ程の水胞がある。画像を見せて綾さんにこれこれと説明し、大丈夫、簡単に取れるよ、手術は二時間もかからないくらいで済む、入院は二週間程度、無論命に関わるものじゃない、と説明する。

十二月十三日、綾さんは係りつけの明石がんセンターで右腎臓の摘出術を受けた。

合併症さえ起こさなければ年内に退院できるだろうから顔を見せて欲しいと言っておいたがなんと一週後の二十日、晴れやかな顔で綾さんは現れた。腹腔鏡手術はやはり回復が早い。しかし、以前の手術の癒着を剥離するのに手間取って手術は六時間を要したと言う。

後くされは無いだろう。腹膜癌発症から十二年、新しい年を清々しい思いで迎えられるだろう。

おわりに

小著は漸く日の目を見た思いで感慨を禁じ得ません。

それと言うのも、余命精々一年と思われたのに十年以上生きられた加藤久雄君や綾さんのことはもういつ書いてもいいだろう、むしろ一刻も早くその存在を多くの人に知ってもらいたいと二年前には上梓を期しながら、丁度その頃畏友岳さんの胃癌が見つかったからです。手術後に執刀医から送られてきた情報では、本人にそのまま伝え難い深刻なものでしたが、術前の腫瘍マーカーCEAが二十三・五の異常値から手術後は二・三と正常域に復しており、私が診る限りさ程悲観的なものではない、癌は綺麗に除かれていると思われ、経過を見てこの憶測に狂いがなければ是非彼のことも書きたい、進行癌が発見され、抗癌剤治療を始められた幾多の患者さんに希望を与えてくれるだろうから、との思いが日増しに募りました。

半年、ひょっとしたらよくもって一年後には癌性腹膜炎となってもはや手の打ちようがなく精々疼痛緩和療法になる、と主治医から私にそっと告げられた岳さんでしたが、一年どころか、もう二年半が息災で過ぎ、三年目に入ります。CEAは正常値のままです。岳さんにはありのままを告げ、あなたのことも書かせてもらうよと言って了解を貰いました。嬉しい限りです。

永久治癒と目される術後五年を経て紹介できれば理想的ですが、そうも言っておられない事情が私にも起こったのです。

昨年の九月十六日、晴天の霹靂に見舞われ、自らが死の淵に足がかかったからです。

明け方トイレに立ったところで不意に左足に脱力感を覚え、何とか犬の散歩はこなしましたが、夕刻に及んで左腕にも気だるさが出現、これはおかしいと近在の病院でMRIを撮ってもらったところ、右脳に梗塞が見出され、急遽入院、四十八時間の持続点滴につながれる羽目になりました。それまで病気らしい病気はしたことがなく、卓球中に右足のアキレス腱断裂を、ゴルフ場では丘から転げ落ちて右鎖骨骨折を負う等、いずれも七十代で不覚を取りましたが、代診が効かないため入院を要する手術は避けギプス固定で凌ぎました。

当地に来てからは勿論、生まれて初めての入院でしたが、三日目に退院、その五日後には職場に復帰、自主トレで今日に到っていますが、命は取り止めたものの、もう少し発見が遅れれば半身不随になっていたやも知れず、そうなれば医学と文学〝二足の草鞋〟の一足、いや、二足とも捨てることを余儀なくされていたでしょう。

特効薬の〝血栓溶解剤〟のリミットである四、五時間は過ぎ、遅きに失したかと思いましたが、いや、この程度の梗塞だったら今からでも大丈夫ですよ、との主治医の一言に安堵したものです。事実、二ヵ月後にはほぼ元通りの生活に戻れています。

しかし、いつまた〝晴天の霹靂〟に見舞われるや知れず、二、三年先とは言っておられない、書き急がねばと思い至った次第です。

金原出版には、これまで手術書、マナー本、エッセイ等、七、八冊も刊行して頂いており、格別お世話になっています。

編集の労に当たって下さった須之内和也さんには深甚の謝意を表する次第です。

令和七年初頭　　著者

医療関係の主な著書

『癌の告知　ある臨床医の報告』　メヂカルフレンド社
『腹痛でわかる病気』　テンタクル
『患者を生かす医者、死なす医者』　講談社
『誤診　なぜ起きる、どう防ぐ』　講談社ブルーバックス
『外科医と「盲腸」』　岩波新書
『虫垂炎　１００年の変遷・その臨床と病理』　へるす出版
『私が出会った外科医たち』　金原出版
『実践の手術手技　教科書にないテクニックとコツ』　金原出版
『外科医べからず集　梶谷語録に学べ』　金原出版
『実践のプライマリ・ケア　どこまでやれるか、やるべきか』　金原出版
『そのガン、放置しますか？　近藤教に惑わされて、君、死に急ぐなかれ』ディスカヴァー・トゥエンティワン
『安楽死か、尊厳死か』　ディスカヴァー・トゥエンティワン
『孤高のメス』　幻冬舎文庫（全13巻）
『緋色のメス』　幻冬舎文庫（全３巻）

〈著者紹介〉

大鐘稔彦（おおがね・としひこ）

1943年愛知県生まれ。1968年京都大学医学部卒。母校の関連病院を経て1977年に上京、民間病院の外科部長、院長を歴任。その間に「日本の医療を良くする会」を起会、関東で初のホスピス病棟を備えた病院を創設、手術の公開など先駆的医療を行う。「エホバの証人」の無輸血手術68件を含め約6,000件の手術経験を経て、1999年に約30年執ってきたメスを置き、南あわじ市の公的診療所に着任。地域医療に従事して現在に至る。

医学専門書の他にエッセイや小説を手掛け、外科医を主人公とした『孤高のメス』（全13巻、幻冬舎文庫）は173万部のミリオンセラーとなり、映画化・テレビドラマ化された。

近著に『医学と文学の間 ―アウトサイダーの生涯』（鳥影社）、『短歌で綴る折々のこと ―田舎医者の回想』（アートヴィレッジ）など。

死の淵で闘う人々

―奇跡の延命、生還者たち―

2025 年 2 月20日　第 1 版第 1 刷発行

著　者　大鐘《おおがね》 稔彦《としひこ》

発行者　福村 直樹

発行所　金原出版株式会社

〒 113-0034 東京都文京区湯島 2-31-14
電話　編集　(03)3811-7162
　　　営業　(03)3811-7184
FAX　(03)3813-0288
振替口座　00120-4-151494
http://www.kanehara-shuppan.co.jp/

ISBN 978-4-307-00495-4

印刷・製本／シナノ印刷
装幀デザイン／小口翔平＋村上佑佳（tobufune）